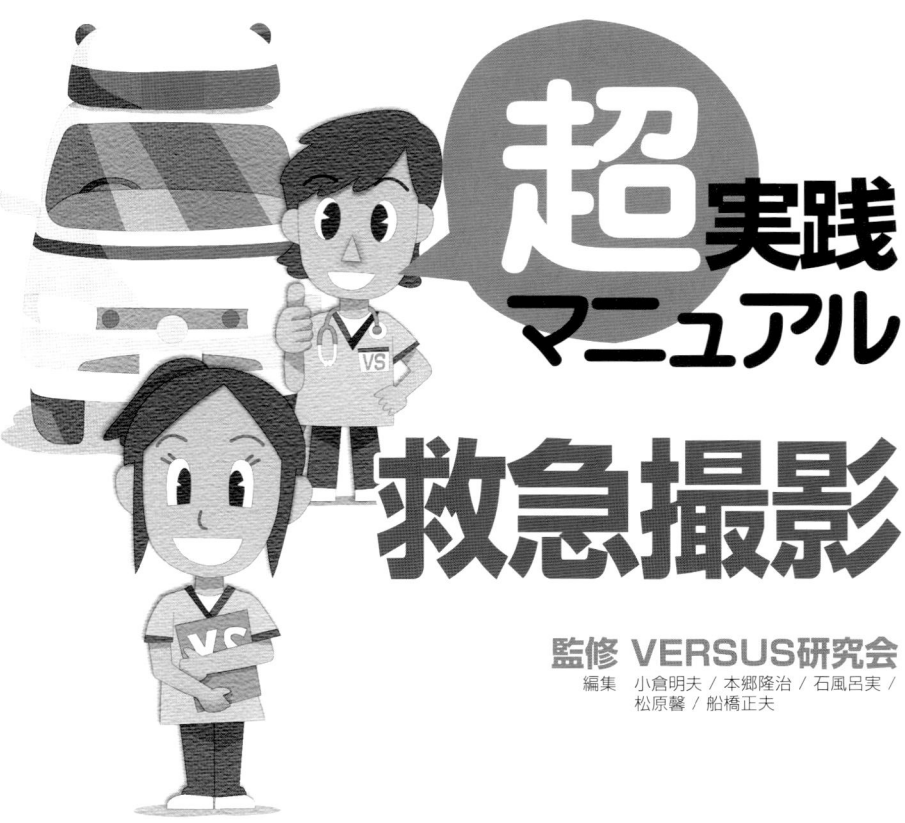

超実践マニュアル 救急撮影

監修 VERSUS研究会

編集 小倉明夫 / 本郷隆治 / 石風呂実 /
　　 松原馨 / 船橋正夫

医療科学社

シリーズ　序

　医療に従事するすべての技術者は，大いなる使命を自覚しなければなりません．なぜならその使命とは，"科学の進歩による恩恵を，病に苦しむ患者に還元すること"にほかならないからです．
　近年の医療技術の進歩は目を見張るものがあり，その進歩に対応すべく学会をはじめとして多くの研修会や勉強会が開催され，また多種の書籍が刊行されています．しかし，それらの書籍では臨床例は提示されていても，どのような設定で得られた画像かが不明なものも多く，そのまま実践に移すことが困難な場合も多々見られます．いまこの時代に求められているのは，急速な進歩のなかで本当に役に立つ実践の書ではないでしょうか．
　医療界全体を見渡しても，社会経済の混迷を反映して，診療報酬の改定に端を発した大きな構造改革を余儀なくされており，経済を重視しつつ高度な医療が要求されはじめました．医療行為のあり方とその質が問われる時代が到来したのです．
　このような状況で，診療放射線技師の業務はより一層高い専門性を要求されると同時に，多様化への柔軟な対応も求められています．臨床の場では，24時間体制で高度な医用画像を求める声が高まっています．これらに対応するには専門的な技量を持った技師をあらゆる分野に24時間確保することが必要ですが，現実的には不可能です．また，有能な人材を偏りのないバランスの良い技師へと導くことも重要です．このため多くの医療施設では，業務のローテーション制を取り入れ，あらゆる要求に対し最低限のレベルを確保して対応しています．しかし，そのレベルに問題が生じないわけがありません．
　私たちは「最低限のレベル」をいかに上げるかが焦眉の課題であると認識し，本シリーズにおいては，理論より実践を重視しました．その力点は，個々の施設でできうる最高の検査を行うための方法論を，装置の性能までも考慮に入れ，初学者にわかるように体系的かつ具体的に提示することに注がれて

います．本シリーズは出発点であり，本シリーズを礎（いしずえ）として豊な未来が構築されることを願い信じています．このシリーズが私たちの明日に架ける橋だと自負しています．

　また，このシリーズが大いなる気概を胸に秘めた新たな医療人たちの良き糧となり，多くの患者のために貢献できることを心より祈ります．

　最後に，本シリーズの出版にあたって医療科学社の方々を始めとして多くの分野の方々のご協力・ご助言・示唆をいただきました．すべての皆様に深く感謝の意を表したいと思います．

2006年3月吉日
船橋　正夫

編著者　序

　蜩(ひぐらし)の夏の名残を惜しむような声を聴きながら，この序をしたためています．「超実践マニュアル」シリーズも，MRI，CT，RI，医療情報につづき，5刊目となりました．それぞれのシリーズにおいて読者からは好評を得ておりますが，今回お届けします超実践マニュアル「救急撮影」は，その集大成，ダイジェスト版のような出来上がりです．

　放射線技術関連の検査は，分野も拡大し内容も複雑になって，全てを完璧に習得するには困難な状況となってきています．しかしながら，例えば当直帯の緊急検査においては，当直者が1人しかいない施設もあり，さらに検査依頼医は各モダリティにおいて日常と同レベルの検査内容を要求することもあり，冷や汗を流すこともしばしば遭遇されるでしょう．

　本書は，そんな場合を想定して救急で必須の緊急検査に関して，検査前の注意点，検査方法，処理方法について，短時間で見られるよう簡潔に解説しています．また，見落としてはいけない急性期の疾患の画像を提示し，最低限必要な読影についても解説しています．

　是非，この書を救急撮影室や当直室に常備していただき，困ったときにはすぐに手にとって見てください．また当直時で時間があるときには，最初からじっくり読んでください．きっと，役立つはずです．

　どうか，患者さんにとって安全・安心で，最良適切な検査を進められることを，心より祈っております．

　最後になりましたが，本書は著者，編集者のみならずVERSUS研究会の各モダリティの優秀なスタッフが校正しています．この場をお借りして感謝申し上げます．また，本書作成にあたり，多大なご協力を頂いた，医療科学社出版部の齋藤聖之氏に対して，心よりお礼申し上げます．

2011年9月吉日

小倉明夫

シリーズ序
編　集　序

| Ⅰ－1 | 緊急 MRI 検査の安全確保 | 小倉　明夫 | 1 |

| Ⅰ－2 | 救急 CT 検査時の注意事項 | 石風呂　実 | 5 |

| Ⅱ－1 | 一般撮影（外傷） | 東　丈雄 | 7 |

外傷初期診療における撮影技術 ………………… 9
外傷初期診療における胸部 X 線撮影 ………… 11
外傷初期診療における骨盤 X 線撮影 ………… 15
頸椎 X 線撮影 …………………………………… 21
ポータブル撮影 ………………………………… 26
位置確認目的における X 線撮影 ……………… 31
救急領域における外科撮影 …………………… 35

| Ⅱ－2 | 一般撮影（内的因子） | 東　丈雄 | 43 |

胸部 X 線撮影 …………………………………… 43
腹部 X 線撮影 …………………………………… 45

| Ⅱ－3 | 外傷 CT | 石風呂　実 | 49 |

外傷 CT の実践 ………………………………… 53
3 次元画像と造影検査の必要性 ……………… 61
代表的な疾患の画像 …………………………… 65
まとめ …………………………………………… 70

Ⅲ－1	頭部 CT（出血性病変）	加藤　光久……71

　　　　　撮影法 ……………………………………………… 72
　　　　　3D-CT Angio の撮影法 ………………………… 78

Ⅲ－2	頭部 CT（脳梗塞）	山本　浩之……89

　　　　　撮影法 ……………………………………………… 90

Ⅲ－3	頭部 MRI	小倉　明夫……95

　　　　　撮像シーケンス …………………………………… 97
　　　　　代表的な疾患画像 ………………………………… 100
　　　　　最後に ……………………………………………… 101

Ⅲ－4	頸部 CT	藤村　一郎……103

　　　　　撮　　影 …………………………………………… 108
　　　　　代表的な疾患の画像 ……………………………… 111
　　　　　おわりに …………………………………………… 123

Ⅲ－5	胸部 CT	杉澤　浩一……125

　　　　　「息苦しい」ときの撮影 ………………………… 127
　　　　　「痛い」ときの撮影 ……………………………… 129
　　　　　症例紹介 …………………………………………… 133

Ⅲ－6	心エコー	北川　敬康……141

　　　　　急性心筋梗塞 ……………………………………… 141
　　　　　大動脈解離 ………………………………………… 147
　　　　　心タンポナーデ …………………………………… 150

Ⅲ－7　腹部骨盤 CT　　　　　　　舩山　和光……153

「上腹部が痛い」ときの撮影 ……………………… 154
「下腹部が痛い」ときの撮影 ……………………… 162
背部が痛いときの撮影　……………………………… 167
その他の症状 ………………………………………… 170

Ⅲ－8　腹部骨盤 MRI　　　　　　 小倉　明夫……175

撮像シーケンス ……………………………………… 176
造影検査 ……………………………………………… 177
代表的な疾患の画像 ………………………………… 181

Ⅲ－9　腹部骨盤アンギオ　　　　市田　隆雄……185

撮　　影 ……………………………………………… 189

参考文献
索　　引

Q&A 目次

外傷初期診療において腹部ではなく，
骨盤の撮影を行うのはなぜでしょうか？ ……………………………………… 8

標準予防策（スタンダード・プレコーション）って何？ ……………………… 20

頸椎の評価は単純 X 線写真だけで十分？ ……………………………………… 24

シーネ固定された四肢の 2 方向撮影では
必ずシーネを外して撮影するの？ ……………………………………………… 41

高エネルギー外傷とはどのような状態ですか？ ……………………………… 50

被殻出血？　視床出血？ ………………………………………………………… 74

破裂したときの対応は？ ………………………………………………………… 83

ボーラストラッキング法を用いて撮影を行いましたが
十分な造影効果が得られません． ……………………………………………… 86

3D-CTA を撮影しましたが，動脈瘤が見つかりません． …………………… 86

BPAS って何ですか？ …………………………………………………………… 97

気道の評価について，どのような点に注意し観察すればよいですか？ …… 103

単純 CT が有用な疾患は？ ……………………………………………………… 110

膿瘍と鑑別を要する病変とその鑑別ポイントは？ …………………………… 114

頸部リンパ節評価を対象とした CT 検査のポイントは？ …………………… 118

Hyper dense crescent sign と High-attenuating crescent sign とは
何ですか ………………………………………………………………………… 130

大動脈解離を疑う場合，遅延相は必要ですか？ ……………………………… 130

大動脈解離や，特に下肢静脈を追って撮影する肺血栓塞栓症の造影
CT の場合，体重別に造影剤量を決めたほうが良いのではないですか？ … 131

Triple-Rule-Out とは何ですか？ ……………………………………………… 132

胸痛発作時に心エコー検査をするにあたり，知っておくとよい情報はありますか？	145
心拍動が阻害された状態とはどのようなものですか？	151
上腹部に症状がある場合，下腹部まで撮影する必要はありますか？	155
急性胆嚢炎のCT所見は？	155
急性胆嚢炎におけるCTの役割は？	156
WW／WLの調整は？	157
急性膵炎のCT所見は？	159
CTによる急性膵炎の重症度判定とは？	159
急性膵炎の患者さんに造影剤を投与しても良いのですか？	160
虫垂炎の診断に造影は必要ですか？	163
虫垂炎の代表的なCT所見は？	164
憩室炎のCT所見は？	165
卵巣腫瘍茎捻転のCT所見は？	166
いわゆるX線透過性の尿路結石もCTで描出できますか？	
造影剤の使用は必要ですか？	169
絞扼性イレウスを示唆するCT所見は？	172
closed loopとは何ですか？	173
シーケンシャルとセントリックって何ですか？	177
適当な撮影レート，撮影時間はありますか？	190
DSA像で血管陰影が多岐に重なり血管分岐部がわかりません．どうすればよいですか？	191

xi

造影条件はどうすればよいですか？ ……………………………………………………… 191

息止めは必ず必要ですか？ ……………………………………………………… 192

息止めできずアーチファクトを防げません．どうすればよいですか？ ……… 194

腸管ガス動きのアーチファクトで出血の判定ができません．
どうすればよいですか？ ……………………………………………………… 194

執筆者一覧 (執筆順)

小倉　明夫	京都市立病院　放射線技術科
石風呂　実	広島大学病院　診療支援部
東　丈雄	大阪大学医学部附属病院　放射線部
加藤　光久	亀田メディカルセンター　画像診断室
山本　浩之	倉敷中央病院　放射線センター
藤村　一郎	大阪府立泉州救命救急センター　放射線科
杉澤　浩一	慶應義塾大学病院　中央放射線技術室
北川　敬康	藤枝市立総合病院　放射線科
舩山　和光	北海道勤労者医療協会勤医協中央病院　放射線部
市田　隆雄	大阪市立大学医学部附属病院　中央放射線部

緊急MRI検査の安全確保

四面楚歌，「自分の周りの人は皆，強磁性体物質を検査室内に持ち込もうとしている」という疑心暗鬼になりましょう！

1. MRIの検査依頼があった場合の禁忌項目チェック

　MRI検査が救急撮影で選択されることは，現時点では一般的に少ないと考えられますが，電離放射線による被ばくがないことや，コントラスト分解能がきわめて優れている理由から，安易に施行されている施設もあるようです．しかし，MRI検査は，他の放射線検査と比較して安全面において注意すべき項目が多くあります．気を抜けば，患者に対して生命に関わるような大きな事故も誘発する可能性がありますので，それに携わる技師は慎重な対応が必要です．患者さんに事故があった場合，その責任は担当した技師に問われることを認識しておくべきです．

　依頼する医師もMRI検査の危険性に関する知識がないということを前提に，再度担当する技師が重複してチェックを行うことが必要です．以下に，チェック項目を列挙します．

絶対禁忌
　（1）ペースメーカは入っていませんか？（死亡報告あり）
　（2）型のわからない脳動脈瘤クリップは入っていませんか？（死亡報告あり）
　（3）人工内耳は入っていませんか？（故障する）
　（4）スワンガンツカテーテルは入っていませんか？（温度上昇する）

確認が必要
　（1）入れ墨はありませんか？（火傷の可能性）
　（2）マグネット式のインプラント歯はありませんか？（歯根側が磁石の場合，吸引力が弱る）
　（3）現在妊娠の可能性はありませんか？（現時点では安全性が確立されていない）

(4) 喘息の既往はありませんか？（造影剤の適用に問題がある）
(5) 腎機能は悪くありませんか？（造影剤の適用に問題がある）

ここがポイント

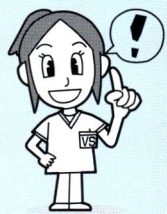

　これらの項目を，検査施行前に必ず確認してください．絶対禁忌項目でわからない項目があれば，確認ができるまでは検査は行わないほうが無難です．それでも，検査施行を求められた場合，依頼医師に全ての責任の所在があることを明確にしておいてください．

ここがポイント！

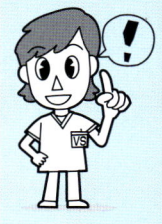

　患者さんよりスタッフのほうが圧倒的に強磁性体を持ち込む事例が多い．緊急検査では，患者さんに医師や看護師が同伴してくることが多く，検査室にも入るケースが頻繁である．しかし，彼らはMRI装置の磁場の強さに関する認識が低く，撮像中でなければ磁場はないと思っているケースも，たびたび遭遇する．医療スタッフへの定期的な教育も重要であるが，MRI検査を行う技師が，最終的な砦となって事故を未然に防ぐよう，まわりの状況に絶えず気配りをするべきである．

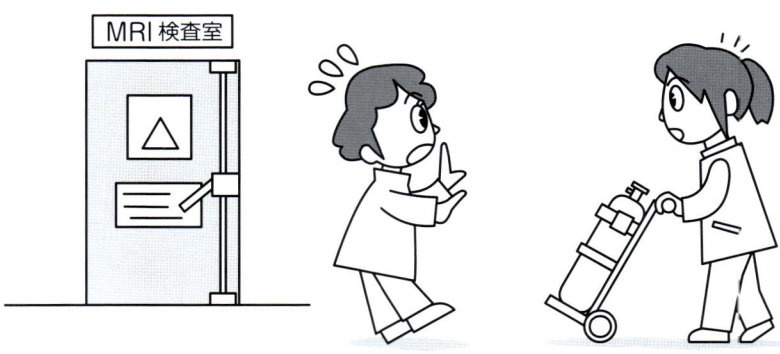

２．患者が検査室へ到着してからの注意事項

(1) 患者さんの氏名を再度，確認してください．
(2) 再度，本人および家族に前述のチェック項目を確認してください．
(3) 検査時に大きな音がすることや，検査時間（20分程度）そして検査中は動かずにいてほしいことなどの説明をしてください．
(4) 検査室に入るまでに，患者さんの衣類や持ち物をチェックしてください（ヘアピン，眼鏡，入れ歯，補聴器，イヤリング，ネックレス，ブラジャー，ベルト，時計，磁気カード，財布，使い捨てカイロ，等）．
(5) 車いすやベットで搬送されてきた場合は，MRI専用（非磁性体）の車いす，ストレッチャに乗せ換えてください．
(6) 酸素ボンベ，点滴棒，持続注入器，膿盆，血圧計等は検査室に持ち込めません．
(7) 一緒に入ってくる医師や看護師にも十分注意を払ってください（聴診器，はさみ，ペン，時計，財布等を持っていないか）．
(8) 患者の意識がはっきりしない場合や呼吸停止の可能性がある場合は，脈波と酸素濃度のチェックを，検査中も行ってください．MRI対応の測定器が無い場合は，ゲート用のECGや脈波また蛇腹タイプの呼吸ゲートをつけてモニタリングしても結構です．
(9) 撮像ディスプレイだけでなく，患者モニターディスプレイや周りの人の動きも見て，異常が無いか，異常なことをしないかの注意も払ってください．

3．強磁性体をマグネットに吸引させてしまったときの対処

(1) 患者さんやスタッフが強磁性体物質との間に挟まれてはずせない場合や生命に危険が想定される場合は，迷わずクエンチボタンを押してください（部屋の壁に付いている赤いボタンです）．すぐに消磁されて，強磁性体ははずれます．
(2) 強磁性体がマグネットにくっ付いたが，幸い誰も挟まれていない場合は，クエンチボタンは押さずに，装置メーカに連絡してください．技術者が来て，徐々に磁場を減弱させて強磁性体をはずしてくれます．
(3) 一般的に，クエンチボタンを押した場合，磁場の復旧には数日かかりますし費用も施設が支払わなければならない場合（フルメンテ契約でも）が多いので，状況を判断して対処してください．

検査が終わったら

(1) 検査が終わっても，最後まで気を抜かず，強磁性体の持ち込みを阻止してください．
(2) 患者が退出したら，安全のために撮影室を施錠してください．

「はい，お疲れさまでした．これで無事に終わりました．」

救急CT検査時の注意事項

救急 CT 検査に取り組むときの注意事項を以下に示す.

（1）CT 装置または検査室において稼働範囲に制限が掛かる環境ではストレッチャ等の入室時の指示出しは重要である.
（2）出血がある場合は感染防止として検査テーブルにビニールなどのシート類を敷く.
（3）感染防止のため患者セッティング時はグローブ着用を推奨する.
（4）むやみに患者の体位変換を行わない.
（5）バックボードの離脱は患者の安全が担保できるまではバックボードごとスキャンを実施する.
（6）造影剤使用については通常行っているチェック項目をチェックし実施する（腎機能など）.
（7）造影検査用のルート確保と安全確認
（8）気管挿管中においては呼吸管理者の立ち位置と防護衣の着用など検査時に立ち入る人数を迅速に指示する.
（9）スキャンプランの確認
（10）バイタルサインを監視するモニタ類等のセッティング
（11）ペースメーカの有無
（12）撮影範囲における金属類の離脱

一般撮影（外傷）

はじめに

　外傷患者が搬送されてきて最初に行う画像検査は胸部・骨盤単純X線撮影と超音波検査である．呼吸・循環状態が安定した後に損傷部位の撮影を行うことになるが，外傷患者の場合は撮影に協力を得られにくく，基本的に全ての撮影を仰臥位撮影で行うこととなる．したがって正面撮影以外はX線管球側で角度を付けて撮影を行うこととなり，一般撮影における骨単純撮影とは少し撮影手順が異なる．そこには，一般撮影を基礎とした応用力が必要となる（図1）．

　また，入院後の患者に対しては経過観察としての胸部単純X線写真を撮影する頻度が多く，日々の患者状態を確認しているため常に同一条件のもとで撮影を行わねばならない．

　本章では，このような救急医療現場特有の事情を考慮した上で外傷初期診療における胸部・骨盤X線写真の撮影法と読影ポイント，ならびに病棟でのポータブル撮影時の注意点を中心に述べる．

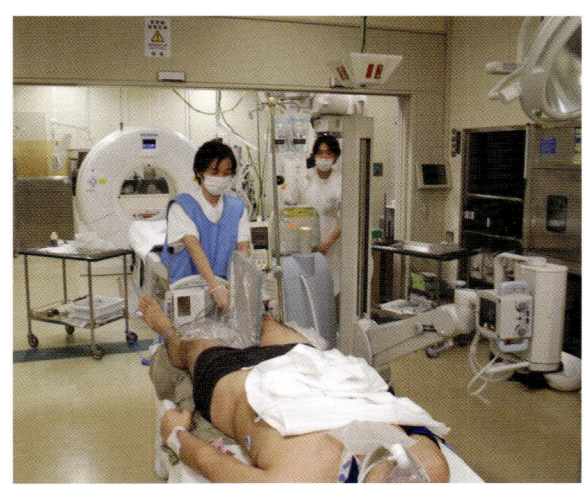

図1　仰臥位での撮影の様子

外傷初期診療

primary survey と secondary survey

　primary surveyとは，生命にかかわる全身状態の把握，蘇生を必要とする病態を検索するための生理学的評価を行うことである．関係する画像検査は，胸部X線撮影，骨盤X線撮影，超音波検査FAST（Focused Assessment with Sonography for Trauma）である．

　secondary surveyとは，損傷の検索と精査・身体的評価，損傷を検索するための解剖学的評価を行うことである．関係する画像検査は，CT，MRI，血管造影，一般撮影（骨単純撮影）である．

　よって，外傷初期診療で最初に行われるX線撮影は，胸部X線撮影と骨盤X線撮影となる．

Question

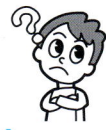

外傷初期診療において腹部ではなく，骨盤のX線撮影を行うのはなぜ？

Answer

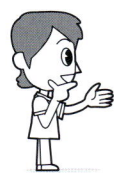

骨盤X線写真で骨盤骨折の有無をみることによって，間接的に出血性ショックの原因となり得る後腹膜出血の推測を行います．

　それは，骨盤後方部に主要な血管が存在しているためです（図2）．

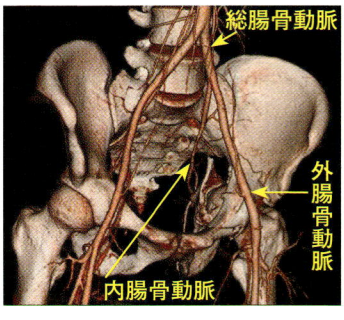

・内腸骨動脈の分枝が骨に近接
・仙骨前面に静脈叢が存在

図2　骨盤領域の血管走行

外傷初期診療における撮影技術

　外傷初期診療における胸部X線撮影や骨盤X線撮影は仰臥位で行う．この2つの撮影は，生理学的評価を行う上で非常に大きな意味をもっているため，正確で情報量の多い画像を迅速かつ早急に救急医に提供しなくてはならない．それは，救急患者の予後さらには生死をも左右する重要な因子であるといっても過言ではない．救命医療に携わる診療放射線技師はそのような高い意識のなかで診療業務にあたることが非常に重要である．

初療撮影のチェックポイント

　初療撮影を始める第一歩として，"START"の5項目を覚えよう．

S（Standard Precautions）…標準予防策
　　救急患者は感染情報が不明であるため，感染があるという前提のもとで対応する．具体的には，マスク・ガウン・グローブ・場合によっては足カバー等を着用する．

T（Team）…チーム医療
　　救急医療は医師・看護師・技師と異なる職種同志がチームとなって初めて機能することを忘れてはならない．お互いに尊重しつつ協力しあってこそ真のチームとなる．カセッテ挿入ひとつをとっても，お互いがチームの一員として協調しなければ円滑な連携はとれない．

A（Area）…撮影範囲
　　初療撮影における撮影範囲はどこに損傷が潜んでいるかが不明なため大きなカセッテを使用し可能な限り広く撮影する．1画像に出来るだけ多くの情報をおさめるようにする．また，胸部や骨盤X線撮影時には照射野がカセッテの四隅を覆っていることを必ずチェックする．基本的に初療撮影において再撮影はないものと考える．

R（Remove）…障害陰影の除去
　　患者にはバイタルサインのモニタリングを行うための心電図モニタや

重症患者であれば人工呼吸器を装着する．心電図のモニタコードや人工呼吸器の蛇腹等は胸部X線撮影の際に撮影領域内にあれば障害陰影となる．撮影直前に，これらの障害陰影となるものは一時的に撮影領域内から除去することが望まれる．モニタ類を外す際はチームスタッフに必ず確認をとり，撮影後は速やかに元に戻す．

T（Timing）…タイミング

患者は，時として意思疎通が難しく協力が得られないことも少なくない．そのような場合は撮影タイミングが重要な要素となってくる．胸部撮影では胸郭の動きや人工呼吸器等を確認して吸気のタイミングで撮影を行う．撮影時には周辺にチームスタッフがいることを忘れず，大きな声を出してチームスタッフにX線照射を知らせるようにする．

ここがポイント

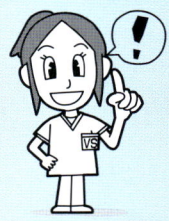

脊髄損傷疑い等で患者の安静をできるだけ維持したい場合やスタッフが少ない場合には，バックボード下にスペーサーをかませ，バックボードと初療台との間にできた空間にカセッテを挿入して撮影を行う．これにより患者移動に伴う二次損傷が防止できる（図3）．

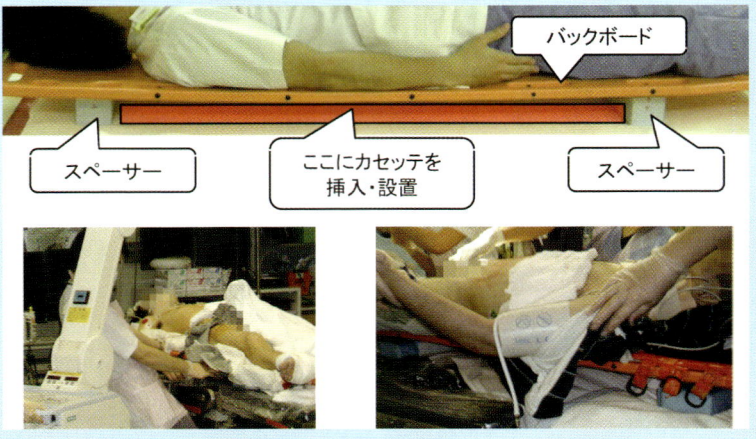

図3　バックボードを利用した外傷初期撮影の一例
　　　（画像提供：横浜市立大学附属市民総合医療センター・米田靖先生）

外傷初期診療における胸部 X 線撮影

胸部 X 線写真を撮影するケース

救急領域における A（Airway ＝気道），B（Breathing ＝呼吸），C（Circulation ＝循環）のいずれかに異常を認める場合．

胸部 X 線写真の撮影ポイント

- 腹部領域も上腹部が撮影領域に入るように大きなカセッテを用いる
- 正面性を確認する
- 異物の除外
- 撮影は吸気タイミング

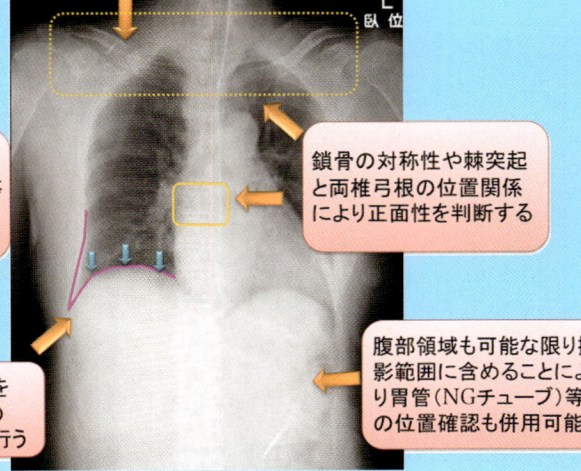

鎖骨骨折や肩甲骨骨折・肋骨骨折を併発していることもあるので不用意に絞って胸部以外の情報を欠かさない

撮影領域に入る心電図モニタコード等の異物は撮影前に可能な限り取り外す

鎖骨の対称性や棘突起と両椎弓根の位置関係により正面性を判断する

胸郭や腹部の動きを確認しながら吸気のタイミングで撮影を行う

腹部領域も可能な限り撮影範囲に含めることにより胃管（NGチューブ）等の位置確認も併用可能

大きなカセッテを用い，胸郭はもちろんのこと腹部領域も可能なかぎり撮影領域に入れる．そのとき鎖骨骨折・肋骨骨折等の外傷に伴う骨折や胃管

（nosogastric tube：NG チューブ）等の留置位置確認も併せて行う．

鎖骨は左右対称か？ 棘突起が両椎弓根の正中に位置しているか？ 正面性に問題はないかを確認する．

異物（人口呼吸器の蛇腹，心電図モニタケーブル等）を除外する．

吸気のタイミングで撮影する．意識障害等で協力が得られない場合には胸郭や腹部の動きを見てタイミングをとる．

primary survey における胸部 X 線写真の読影すべき病態とポイント

大量血胸⇒肺野透過性低下
多発肋骨骨折（肺挫傷やフレイルチェストの原因）⇒肋骨の連続性確認
気胸（気管挿管などによる陽圧換気下で僅かな気胸を見落とさない）
⇒背臥位撮影では deep sulcus sign＊の確認
挿入されたチューブ・カテテルの位置確認
＊肺下面と横隔膜との間に空気が貯留し肋骨横隔膜角が深くなる

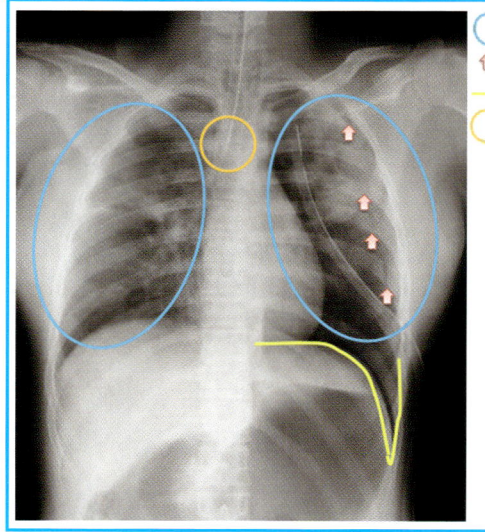

○ 大量血胸
⇧ 多発肋骨骨折
― 気胸（deep sulcus sign）
○ チューブ・カテーテル類の位置確認

secondary survey における胸部 X 線写真の 7 つのポイント

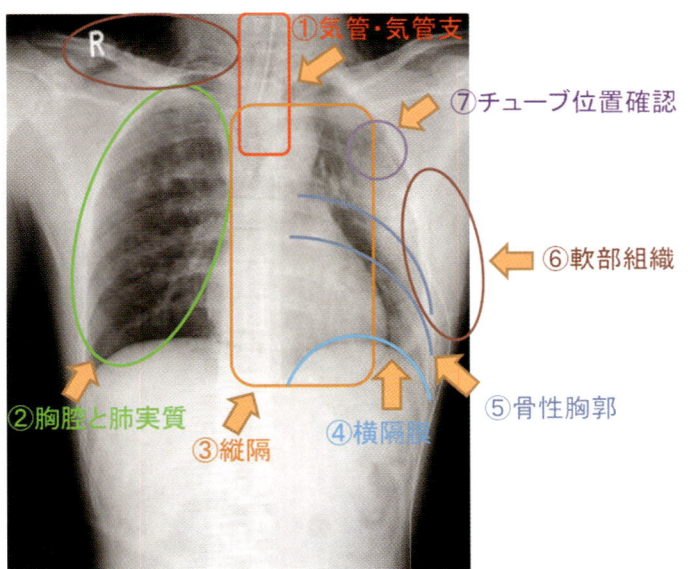

1. 気管・気管支

    気管・気管支の連続性，偏位，周囲の異常透亮像や透過性の低下
    ⇒気管・気管支損傷，大動脈・血管損傷の診断

2. 胸腔と肺実質

    肺野の異常透亮像と透過性低下
    ⇒胸腔内の液体・気体の貯留と肺実質病変の確認

    2-1. 胸腔

    臥位撮影の場合

    　気胸⇒肋骨横隔膜角の鋭化（deep sulcus sign），心横隔膜近傍の限局
    　　性透亮像
    　血胸⇒びまん性の肺野透過性低下

    立位撮影の場合

    　気胸⇒肺尖部に無血管領域
    　血胸⇒肋骨横隔膜角の鈍化

2-2. 肺実質

　　肺野において斑状，均一，びまん性などの種々の浸潤影

　　⇒肺挫傷，肺内血腫，誤嚥性肺炎 etc

　　肺野に限局した透亮像

　　⇒外傷性の気瘤を疑う

3. 縦隔

　　縦隔陰影の開大や偏位，縦隔気腫の有無を読影

　　⇒心タンポナーデ，大動脈損傷

4. 横隔膜

　　横隔膜の挙上，陰影の不鮮明化を読影

　　⇒横隔膜損傷，近接する臓器（肝，脾，腎，膵および肺）損傷

5. 骨性胸郭

　　鎖骨・肩甲骨・肋骨および胸骨の骨折または転位を読影

　　・鎖骨骨折…大血管損傷

　　・肩甲骨骨折…気道損傷，肺挫傷や大血管損傷など

　　・肋骨骨折

　　　　上位肋骨（第1～3）の骨折⇒血気胸，気道損傷，大血管損傷

　　　　中位肋骨（第4～9）の骨折⇒フレイルチェスト，血気胸，肺挫傷

　　　　下位肋骨（第9～12）の骨折⇒フレイルチェスト，血気胸，肺挫傷，腹腔内臓器損傷

　　・胸骨挫傷⇒心筋挫傷，大血管損傷など

6. 軟部組織

　　胸壁の軟部組織の透亮像や透過性の低下から，皮下気腫や血腫の有無を読影

7. チューブと輸液ライン（位置確認）

　　挿入した気管内チューブ，胃管（nosogastric tube：NGチューブ）や胸腔ドレーンなどの位置確認

外傷初期診療における骨盤 X 線撮影

骨盤 X 線写真を撮影するケース

・循環動態に異常が認められる
・患者の意識状態により正確な身体所見がとれない
・高エネルギー事故が想定される

骨盤正面 X 線写真の撮影ポイント

● 骨盤全体を含む
● 正面性（左右対称）の確保
● インレット撮影・アウトレット撮影

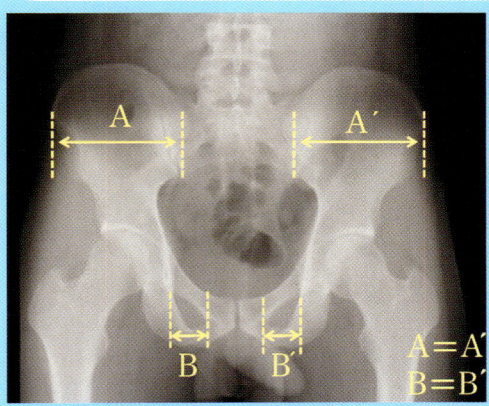

正面性のチェックポイント
正常例における正面性の確認方法

第 5 腰椎から坐骨までの情報が必要なため，撮影は，骨盤全体を含むこと．読影には左右対称性が重要な指標となるため，正面性を確保する．

骨盤の 3 次元的な構造状態を把握するにはインレット撮影 (inlet view)・アウトレット撮影 (outlet view) が有効である（図4，図5）．

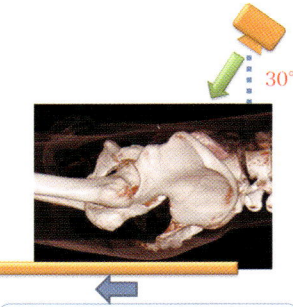
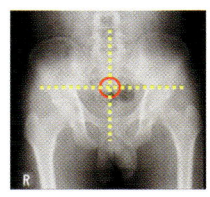

投影像は足側に流れるので
カセッテを足側に置く

両上前腸骨棘を結ぶ線の中心に
頭側から30°でX線を入射する

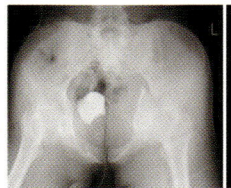
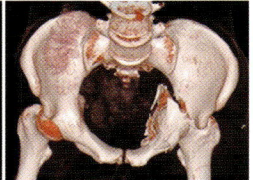

恥骨，坐骨が軸位となり，骨盤輪が
正面像で投影される．
特に骨盤骨折には有効な撮影法で
ある

図4　インレット撮影

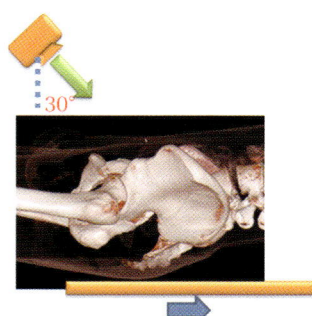
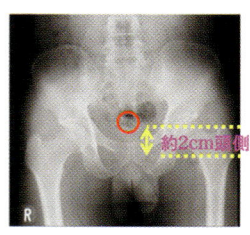

投影像は頭側に流れるので
カセッテを頭側に置く

大転子から約2cm頭側の正中線上に
足側から30°でX線を入射する

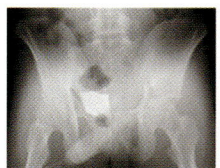
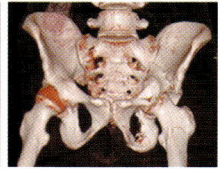

恥骨，坐骨は正面像となり，腸骨の
軸位像が投影される．
特に骨盤骨折には有効な撮影法で
ある

図5　アウトレット撮影

骨盤正面 X 線写真の読影ポイント

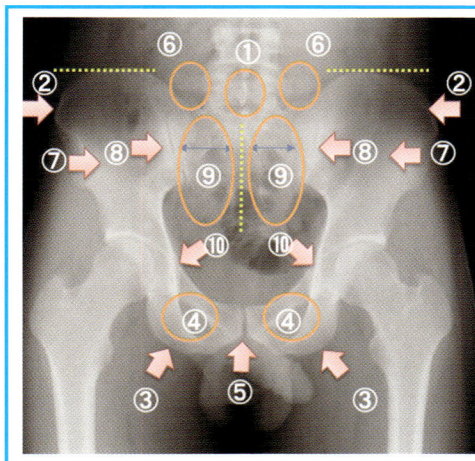

【全体】
①左右対称性（腰椎棘突起の位置）
②腸骨の高さ・大きさ
【前方】
③恥骨，坐骨骨折の有無
④閉鎖孔の左右差
⑤恥骨結合解離の有無
【後方】
⑥L5横突起骨折の有無
⑦腸骨骨折の有無
⑧仙腸関節解離の有無
⑨仙骨骨折の有無（左右仙骨孔の比較）
【臼蓋】
⑩臼蓋骨折の有無

（外傷初期診療ガイドラインより改変）

骨盤全体
- 腰椎の正面性
- 腸骨の左右対称性（腸骨稜上縁の高さ，腸骨翼の左右差）
- 寛骨の左右対称性

前方成分
- 恥骨・坐骨の骨折の有無
- 恥骨結合の離解（正常は 1cm 以下）
- 閉鎖孔の左右差（明らかな骨折線がなくても，骨折が存在）

後方成分
- 第5腰椎横突起骨折の有無（腸腰靱帯の破綻⇒完全不安定型を示唆）
- 腸骨骨折の有無
- 仙腸関節の離解（4mm 以上の離解は異常）
- 仙骨骨折の有無（左右仙骨裂孔の比較，仙骨棘突起から仙腸関節までの距離の左右差）

寛骨臼骨折の有無
- 股関節周辺の骨折の有無（寛骨臼骨折を示唆）

骨盤骨折の分類

1. **安定型骨盤輪骨折**
   骨盤輪構造が保たれている部分的な骨折（図6）．
2. **不安定型骨盤輪骨折**（図7）
   2-2. 部分不安定型（回旋不安定型）
   骨盤輪後方部分の損傷は不完全で，回旋方向（水平方向）には不安定性が出るものの，垂直方向（荷重方向）に対しては安定性を保っているもの．
   2-3. 完全不安定型（回旋垂直不安定型）
   骨盤輪後方部分の骨や軟部の損傷がひどく，回旋方向だけではなく垂直方向（荷重方向）にも著しい不安定性を生じたもの．
3. **寛骨臼骨折**
   大腿骨を伝わってきた伝達外力により引き起こされる寛骨臼周囲の骨折（図8）．

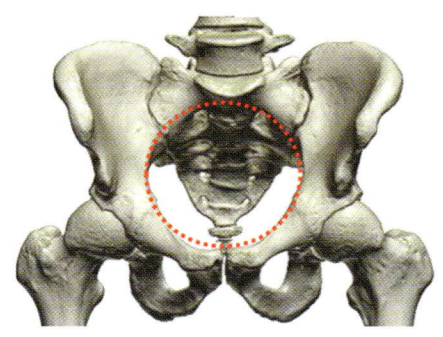 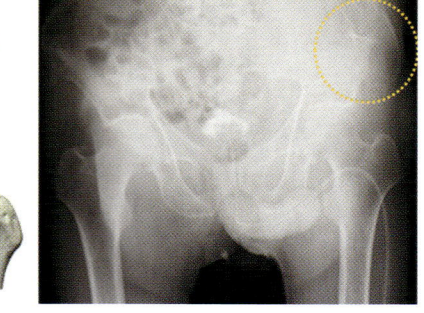

図6　安定型骨盤輪骨折
骨折は部分的で輪状構造は保持されている．

部分不安定型骨盤輪損傷
回旋方向のみの不安定性
・前後圧迫力による損傷

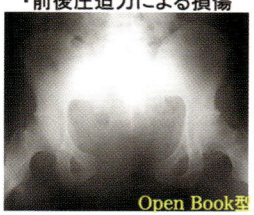

・側方圧迫力による損傷

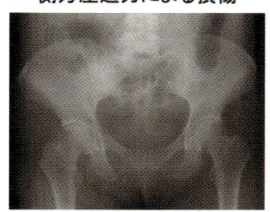

生命予後：不良
機能予後：比較的良好

完全不安定型骨盤輪損傷
回旋・垂直方向の不安定性
・垂直剪断外力による損傷
・高度な前後圧迫力による損傷
・高度な側方圧迫力による損傷

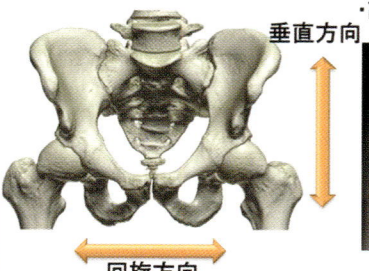

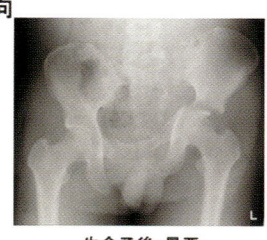

生命予後：最悪
機能予後：不良

図7　不安定型骨盤輪骨折

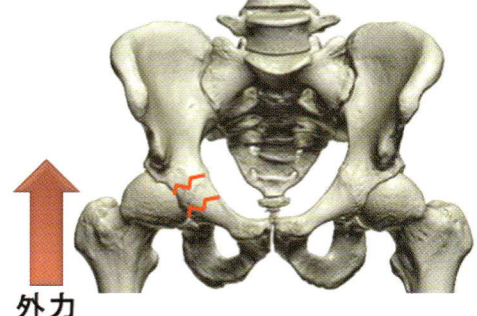

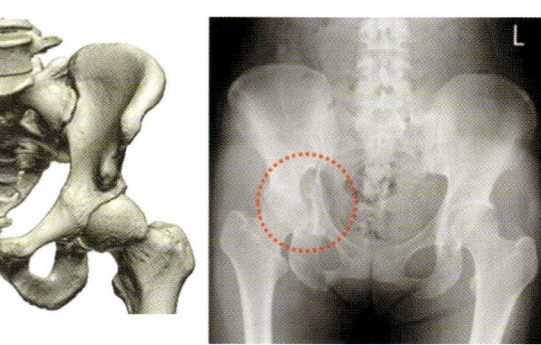

図8　寛骨臼骨折
大腿骨より伝わってきた伝達外力による寛骨臼の骨折

Question

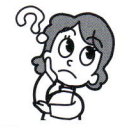

標準予防策（スタンダード・プレコーション）って何？

Answer

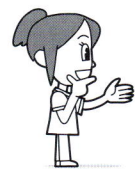

この予防策は感染症の有無にかかわらず，全ての患者に適用するものです．「患者の血液や体液，創傷に触れる可能性がある場合は感染症の恐れがある」とみなして対応する方法のことです．接触の可能性がある場合にはあらかじめグローブ・ビニールエプロン・ガウン・マスクを着用して対応します．万が一，直接患者の体液が接触した場合には速やかに手洗い等を行ってください（図9）．

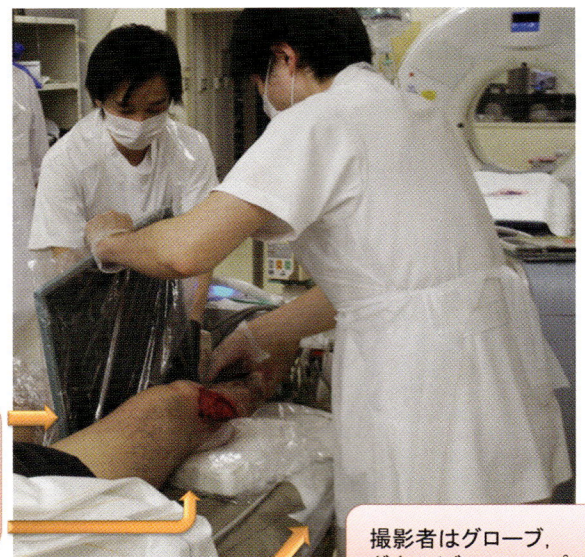

図9　スタンダードプレコーションに基づいた撮影

頸椎 X 線撮影

頸椎 X 線写真を撮影するケース

- 意識障害，中毒，他部位の激痛などで正確な所見が取れない場合
- 自覚所見や他覚所見
- 神経学的な異常所見
- 頸椎損傷をきたすような受傷機転（交通事故，転落事故，溺水）

頸椎 X 線写真の撮影ポイント

- 3 方向（正面，側面，開口位）が基本
- 側面は側面では C1 から C7 まで描出

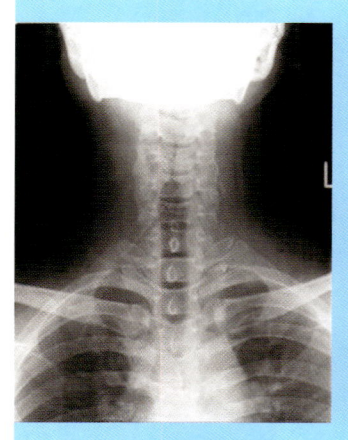

第 3 頸椎から上部胸椎までのアライメント，Luschka 関節，椎間腔や椎体を観察

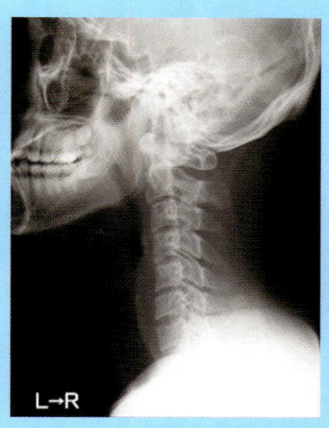

外耳孔から第 7 頸椎まで描出されていること

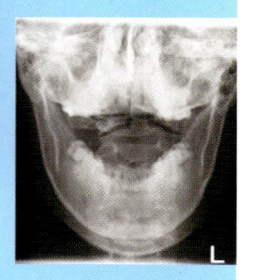

上部前歯と後頭結節が重なり，口腔内に環椎と軸椎が描出されていること

基本は正面，側面，開口位の 3 方向撮影を行う．

側面像が最も情報量が多い．側面では C1 から C7 までが確認できるよう，

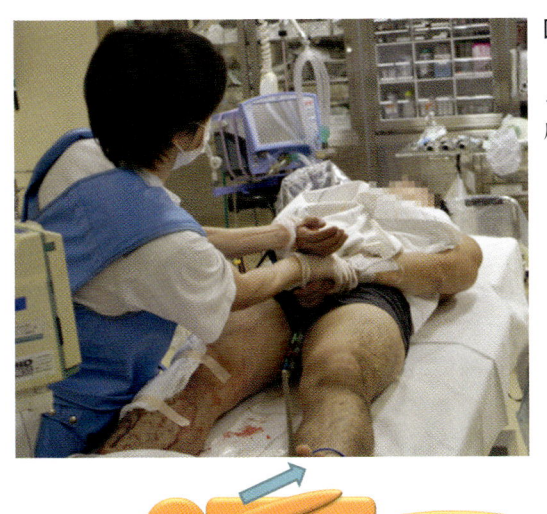

図10　上肢牽引による描出能の違い
　両上肢を足側に交差させて牽引することによって，頸椎の可視領域が広がる．

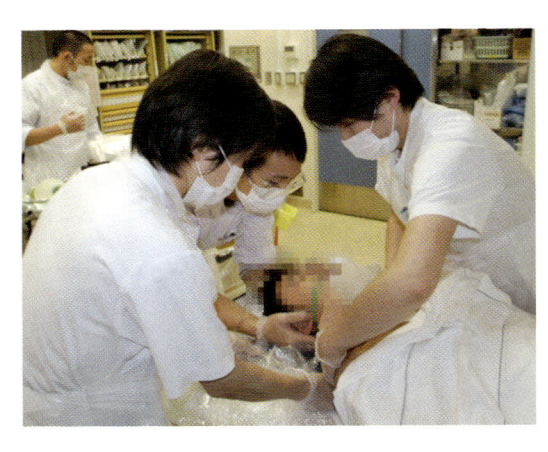

図11　愛護的な患者取扱
　用手的頸椎保護を行いながらカセッテを挿入する．

両手を足側に牽引して撮影する（図10）．それでも駄目な場合はCT撮影を追加する．
　側面像の撮影時に下部頸椎が欠けるのを防ぐためには，頭頸部から背中にかけて発泡スチロール等の補助具を挿入してかさ上げを行った上で側面からX線を入射させて撮影を行う．カセッテや補助具（発泡スチロール）を挿入する際は頭頸部を愛護的に扱い二次損傷を防止する（図11）．
　意識障害や気管挿管時で開口位ができない場合はCT撮影を行う．

頸椎 X 線撮影の基本

正面撮影

　体位は背臥位．前鼻棘と外耳孔を結ぶ線がカセッテに対して垂直になるように顎を上げる（頸椎損傷が疑われる場合は顎を上げてはならない）．
・X 線中心線：喉頭隆起（第 4 頸椎）を入射点とし，尾頭方向に 15° 斜入させる．

側面撮影

　体位は背臥位．頭頸部の下に発泡スチロールを敷き，一側の肩の外側面にカセッテを密着させ，体の正中面とフィルム面を平行にする．撮影時に両上肢を足側に牽引する．
・X 線中心線：第 4 頸椎を入射点とし，頸部の中央に向けてカセッテに対して垂直に入射．

開口位撮影

　体位は背臥位．口を最大に開かせ，前歯先端と乳様突起を結ぶ線がカセッテに対して垂直になるように顎を挙げる．
　顎が挙げられない場合は，前歯先端と乳様突起を結ぶ線が一直線になるように管球側で角度をつける．傷病者にとって開口の保持は非常につらいので装置類の全ての準備が整ってから最後に開口の指示を行う．
・X 線中心線：前歯先端を入射点とし，カセッテに対して垂直に入射．

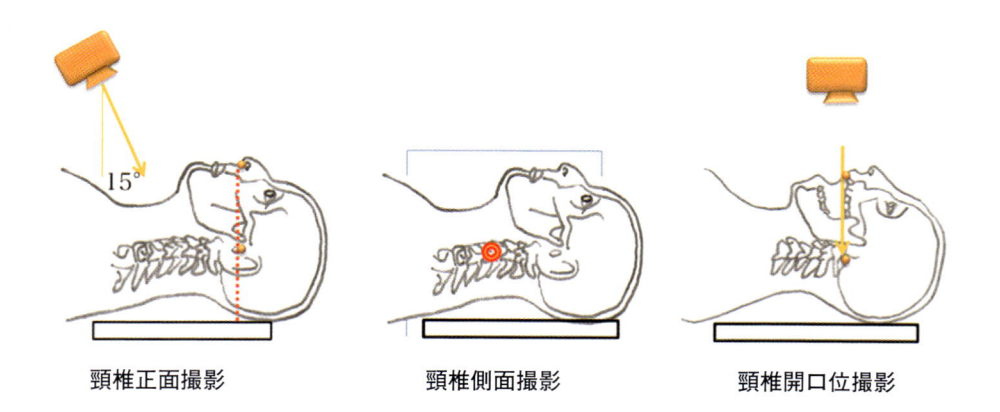

頸椎正面撮影　　　頸椎側面撮影　　　頸椎開口位撮影

Question

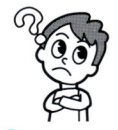

頸椎の評価は単純X線写真だけで十分？

Answer

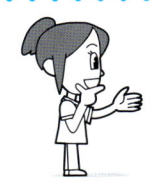

脊椎領域における骨折の診断には単純撮影よりCTが優れ，脊髄損傷や軟部組織損傷（靱帯損傷）にはMRIが優れています．MRIは骨折の診断には適していません．頸椎骨折や脊髄損傷が疑われる場合には積極的に他のモダリティーで評価を行うべきです．

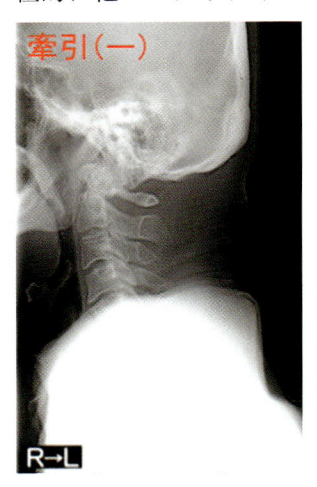

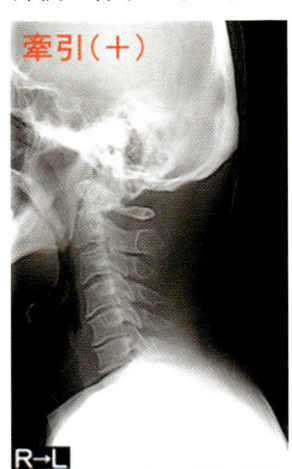

頸椎側面X線写真の読影ポイント

A：Alignment ⇒ アライメント（頸椎の4つのラインについて評価）

 (1)椎体前面ライン
 (2)椎体後面ライン
 (3)脊柱管後面（spinolaminar）ライン
 (4)棘突起ライン
 (1)〜(4)のラインに不正がみられた場合は，頸椎損傷を疑う．

B：Bone ⇒輪郭のチェック
- 椎体，棘突起，横突起，椎間関節，椎弓，椎弓根

C：Cartilage ⇒軟骨の評価
- 椎間板‐椎間関節の距離をチェック

D：Distance of soft tissue ⇒軟部組織の距離
- Atlanto‐Dens Interval（ADI）（環椎と歯突起前面間の距離）
  成人＞3mm，小児＞5mmで横靱帯損傷（環軸椎亜脱臼・脱臼）
- 前脊椎間隙（椎体前縁と咽頭および気管後壁の距離）
- Retrophayngeal space: 咽頭後壁とC2下部前縁の距離が7mmを超えると異常
- Retrotracheal space: 気管後壁とC6前縁の距離が22mmを超えると異常
- 棘突起の開き（fanning）

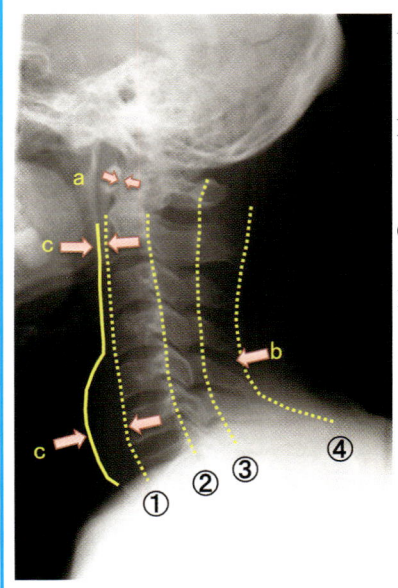

頸椎側面X線写真のABCD

頸椎X線写真の中で側面像が最も情報量が多い．
側面撮影では，C1〜C7までが見えていること．

A：Alignment　4つのライン
　　4つのカーブ（①〜④の破線）が滑らかかどうかをチェック
B：Bone　骨
　　1つずつの骨の輪郭を追う
　　（椎体，棘突起，横突起，pedicle, lamina）
C：Cartilage　軟骨
　　椎間板，椎間関節の距離をチェック
D：Distance of soft tissue　軟部組織の距離
　　a）環椎と歯突起前面間距離
　　　正常：成人≦3mm以下，
　　　　　　小児≦5mm以下
　　　環椎軸椎亜脱臼/脱臼
　　b）棘突起間の開き　fanning
　　c）椎体前縁と軟部組織間距離
　　　正常：C2〜4レベルで：
　　　　　　成人/小児≦7mm以下
　　　C6レベルで：
　　　　　　成人≦22mm，小児≦14mm以下

（外傷初期診療ガイドラインより改変）

ポータブル撮影

　重症救急患者は初療が終了すれば，治療を行うために入院することになる．入院患者に対しては，呼吸・循環の状態管理のためベッドサイドで移動型X線（ポータブル）装置による胸部X線撮影を行う頻度が必然的に高くなる．病状によっては，ほぼ毎日のように撮影を行う場合も少なくない．

　ここで重要なことは，ポータブル撮影が対象となる救急患者は基本的に撮影室まで出診ができない状態の悪い方であり，その1枚の画像がもたらす意味は非常に大きいということである．

　日々の業務の中でポータブル撮影というのは比較的安易に考えがちであるが，対象患者（出診不可能な状態の悪い患者）を考えると最も重要なものとなる．

　このような意味からも診療放射線技師は，1枚の胸部X線画像がもたらす重みを念頭におきながら撮影に取り組む姿勢が非常に大切である．

ポータブル胸部X線写真の特性

・臥位撮影の場合，縦隔は幾何学的な拡大により正常であっても拡大
　（立位との比較　心陰影：14％　上縦隔：50％　拡大の可能性）
・撮影時の呼吸相や体位が一定ではない．
　⇒人工呼吸器や胸郭の動きに合わせて撮影
・病態が時に短時間で変化
　⇒経時的観察をしているので毎回同じ条件での画像提供

ポータブル撮影時の注意点

　救急患者は意識レベルや呼吸状態により，自発的に呼吸停止することは難しいことが多い．胸部X線撮影は，吸気時に撮影を行うことが基本であるので，胸郭，腹部の動きを観察し，人工呼吸器管理の方であればバイタルモニタを確認しながら吸気のタイミングで撮影を行う（図12）．

　救急患者は心電図モニタを装着して常にバイタルを確認している．撮影時

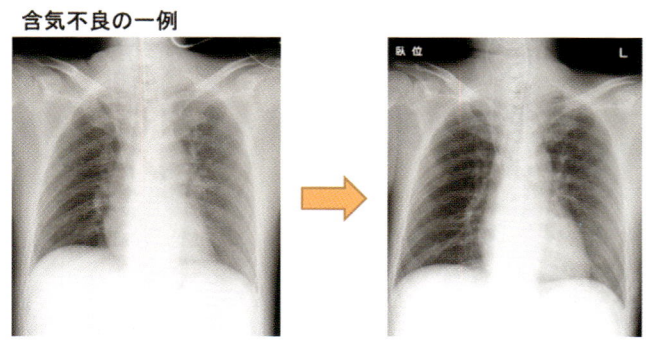

図12 胸部撮影のタイミング
人工呼吸器や胸郭の動きを観察し，吸気のタイミングで撮影を行う．

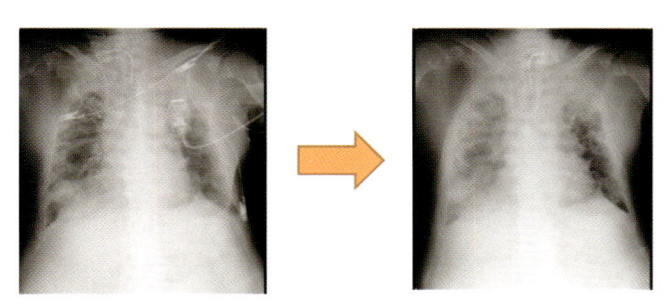

図13 障害陰影の除去
障害陰影となる心電図モニタや人工呼吸器の蛇腹等は撮影領域から除外する．
障害陰影の下に臨床上重要なサインや病変の検出が難しくなることがある．

には心電図モニタや人工呼吸器の蛇腹を肺野から除外して撮影することにより障害陰影は除去できる（図13）．

　ただし，IABP（intra aortic balloon pumping）を装着している患者に対しては，心電図をトリガーとしてシステムが作動していることがあり，容易に心電図電極を外してしまうとシステムが停止しまうので，このような場合は必ず担当スタッフに確認してから着脱を行うように注意する．

　グリッドを使用して撮影する場合は特に斜入には十分注意する必要がある．斜入した場合には左右の肺に濃度差が認められ誤診につながる恐れがある．これは座位で撮影した際に起こりやすいので特に注意が必要である．斜入があるかないかの判断は，通常であれば同一な濃度を示す腋窩や肩部・頸部の

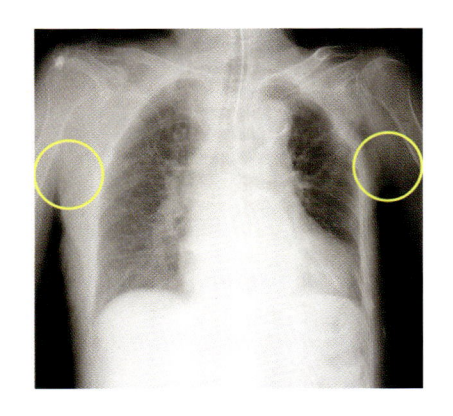

図14 斜入による肺野の濃度差
頸部や腋窩の濃度差を確認することにより斜入の有無を確認

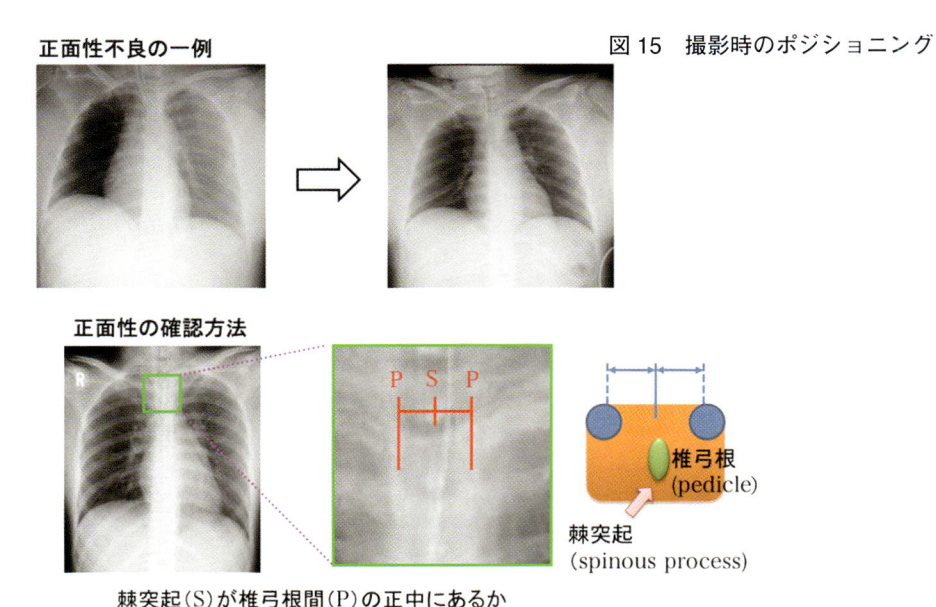

正面性不良の一例

図15 撮影時のポジショニング

正面性の確認方法

棘突起(S)が椎弓根間(P)の正中にあるか

P S P

椎弓根
(pedicle)

棘突起
(spinous process)

濃度で判断する（図14）．

　また，入院患者は長期臥床による褥瘡（床ずれ）防止のため定期的に体位変換を行っていることも多く，多くの場合，体位変換用マットが体幹や足の間に敷かれている．そのような場合は体位変換用のマットを除去しただけでは正面位に戻らないケースもあるので，撮影時には患者自身の正面性の確認も重要である（図15）．

ポータブル撮影での胸部撮影は，日々の経過観察が目的であることが多いので，できるだけ同一条件で撮影されることが望まれる．

ここがポイント

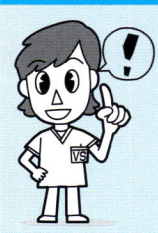

胸部撮影のカセッテ挿入時には必ず患者の頭側に立ち，可能なかぎり死角のない状態を作ってから安全なカセッテ挿入を心がける（図16）．

ルートやチューブ類は，カセッテ挿入前にあらかじめカセッテの上に載せておくと挿入による抜去事故の危険性を下げることができる（図17）．

図16 立ち位置による死角の違い
Bの立ち位置からカセッテを挿入した場合には介助者による死角エリアが大きく，誤抜去の可能性が高くなる．Aの立ち位置から挿入すると，視界が開けて安全にカセッテ挿入がしやすい．
中心静脈ルートや胃管（nosogastric tube: NGチューブ）等は頭側にあるため安全を確認しながらカセッテ挿入が可能である．

・・・介助者
・・・診療放射線技師の立ち位置A、B
・・・ルートやチューブ類が多いゾーン

A
NGチューブ　胸腔ドレーン
中心静脈ルート

水平方向と垂直方向の2方向を考えて挿入しないといけない。
ルート類をひっかける可能性がある。
移動方向が分散する

B
挿入前にチューブ、カテーテル類をカセッテ上にのせておく。

水平方向のみの移動でチューブ類をあらかじめカセッテ上に置いておけば挿入による誤抜去を防ぎ安全にカセッテを挿入
1方向のみの移動

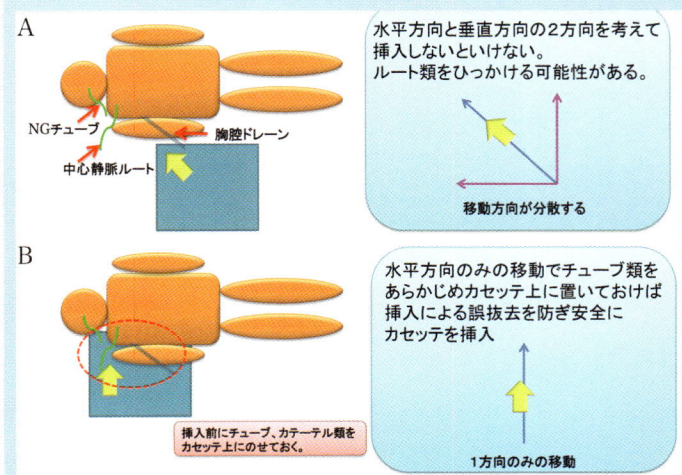

図17 安全なカセッテ挿入方法

仰臥位ポータブル撮影での検出能

気胸
胸腔内空気が 200 〜 400mL 必要⇒少量の気胸は CT にて検出．

血胸
胸腔内血液が 200 〜 300mL 必要⇒ FAST でも診断可能であるが，CT での検出能が高い．

気胸の画像所見

虚脱した肺の辺縁である臓側胸膜ラインを見つけることがポイント．

気胸が少量の場合や，ポータブル振動による胸部臥位 X 線写真では，臓側胸膜ラインの同定が困難な場合があり，その際に重要なのは，肺底部の透過性亢進（basilar hyperlucency），肋骨横隔膜角の鋭化（deep sulcus sign），心辺縁の明瞭化（distinct cardiac border）などの所見の同定である（図 18）．

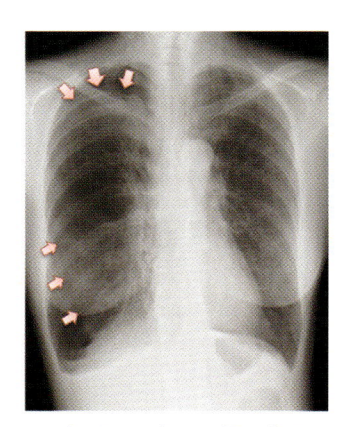

虚脱した肺の辺縁である臓側胸膜ラインを確認

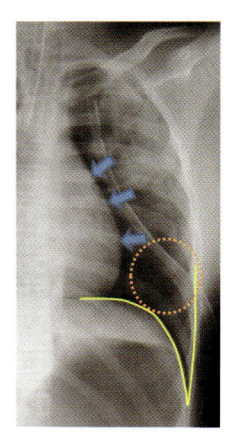

○ ・・・肺底部の透過性亢進（basilar hyperlucency）
── ・・・肋骨横隔膜角の深遠化（deep sulcus sign）
⇨ ・・・心辺縁の明瞭化（distinct cardiac border）

図 18　気胸の画像所見

位置確認目的における X 線撮影

救急領域の一般撮影においては，チューブやルートの位置確認目的で撮影することがある．

各デバイスの役割と正しい留置位置

1. 気管内挿管チューブ

人工呼吸器にて肺に酸素を送り込むチューブである．留置位置は，気管分岐部より 5±2cm 頭側となる（顎の上下動により位置がずれるため ±2cm の幅を持たせている）．輪状甲状靱帯切開によって気管切開チューブを留置した場合には，食道の損傷による縦隔気腫の確認に加えて，出血の確認も行う必要があるため大きな視野サイズを用いて挿入部（第 5 頸椎～第 6 頸椎）を含めて撮影することが重要である．

2. 中心静脈ルート

循環血液量の指標と心機能評価を行う中心静脈圧（CVP）ルートと中心静脈栄養法（IVH）カテーテルがある．救急領域で用いられるものは中心静脈圧（CVP）ルートが多く，留置位置は先端が上大静脈（X 線写真の右第 1 弓の中央付近）である．

3. 胸腔ドレナージチューブ

胸腔内に貯留した空気や液体を排除する目的で行う手技である．チューブには X 線撮影で位置を確認できるように X 線不透過のマークを付けている．確認の X 線写真では，チューブ位置の確認および排液・脱気の効果，合併症としての出血や皮下気腫の有無を確認する．

4. スワン・ガンツカテーテル

左心系，右心系双方の心不全の状態を把握し治療方針を決定する．血行動態の変化や治療の効果を早期に的確に把握するために用いるカテーテルである．導入路には内頸静脈，大腿静脈，鎖骨下静脈が用いられ，右房，右室を経由し肺動脈内に留置する．

5. PCPS（percutaneous cardio pulmonary support: 経皮的心肺補助装置）

　心停止や心原性ショック症例に対する緊急心肺蘇生や重症冠動脈疾患のPCI時に補助循環システムとして使用する．右心房近傍の下大静脈に留置した脱血カテーテルより静脈血を脱血し，体外にある人工心肺装置で血液の酸素化を行った後に大腿動脈内にある送血カテーテルから体内に戻す．位置確認撮影では，鼠径部と横隔膜を含めた腹部X線写真が適当である．

6. IABP（intra aortic balloon pumping: 大動脈内バルーンポンピング

　下大動脈内に挿入したバルーンカテーテルは，心臓に同期をして拡張収縮を繰り返す．心拡張期にバルーンを膨張させることによって冠状動脈の血流量を増加させ，心収縮期にバルーンを収縮させることによる血液吸引効果によって心拍出量増加させる．バルーンカテーテル先端の正しい留置位置は，胸部大動脈の鎖骨下動脈分岐部より足側2cm程度の位置である．同期させるためのトリガー信号として心電図と動脈圧波形がある．心電図をトリガーとしている場合に心電図電極を取り外すとシステムが停止してしまうのでIABPを装着している患者の電極の着脱には十分な注意が必要である．

7. NGチューブ（nosogastric tube：経鼻的胃チューブ）

　経鼻もしくは経口で胃内に挿入されるチューブ．使用する目的は，胃内への水分や薬物の注入または胃内容物を体外へ誘導・排出するために用いる．

8. EDチューブ（elemental diet tube：成分栄養チューブ）

　栄養管理の目的で消化管内に留置されるチューブ．経鼻で挿入され先端は胃内もしくは腸管内に留置．栄養源の逆流を予防するためにトライツ靱帯を過ぎた空腸内に留置する．

9. イレウスチューブ

　イレウスの保存的治療に用いられるチューブである．チューブを腸管の閉塞部近傍まで挿入し，口側腸管内を減圧することにより腸管の閉塞症状を緩和し，浮腫の軽減から閉塞の解除へと導く．

ここがポイント!!

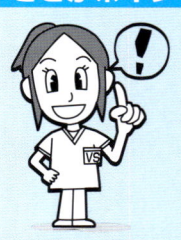

各チューブやルート類は基本的には視認性を上げるためにマーキングが付いているが，縦隔部等のX線吸収が高い場所では時として位置確認が困難な場合もある．

視認性向上のテクニカルポイントとしては，胸部ではグリッドを用いての撮影や撮影画像に画像処理を加えることによりチューブやルート類の視認性を向上させることが可能となる．

また，誤飲等による異物検出にも有効性がある．

図19～図21にそれぞれの例を示す．

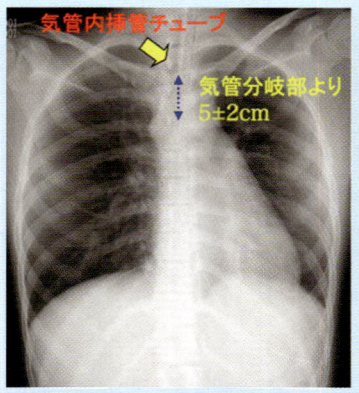

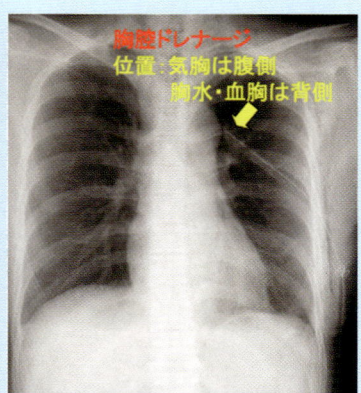

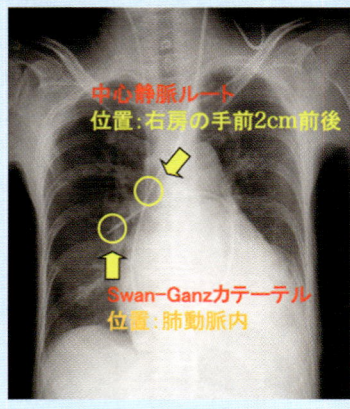

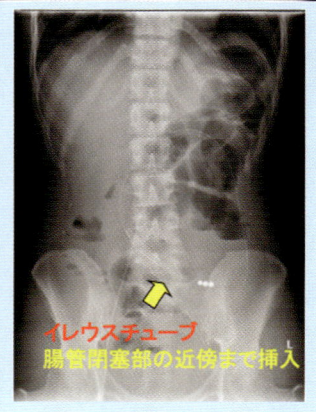

図19　確認画像

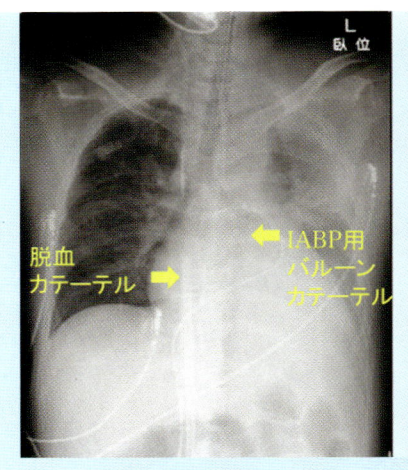

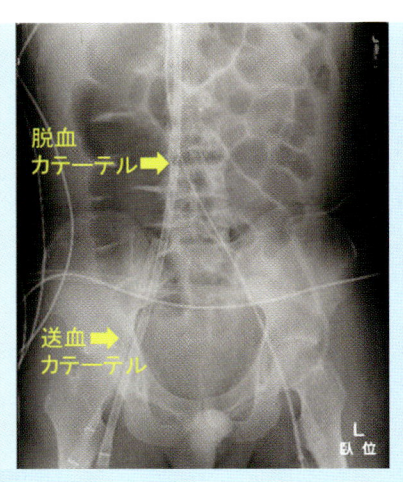

図20　経皮的補助心肺（PCPS）と大動脈内バルーンポンピング（IABP）

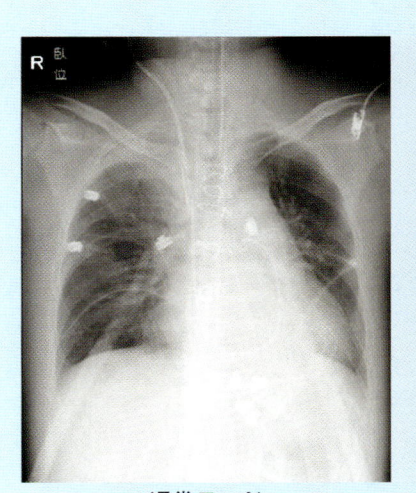

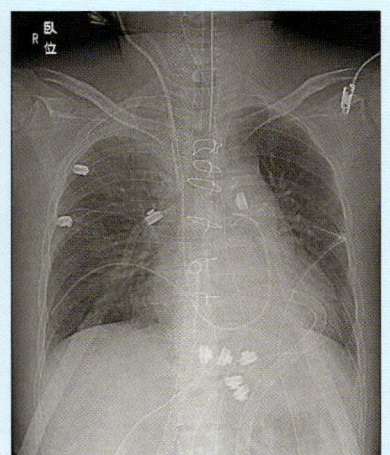

　　　　通常モード　　　　　　　　　直線階調＋中周波領域強調
図21　画像処理の違いによる視認性の違い

　これら種々のカテーテルやチューブ類は正しい位置に留置されないと正常な機能が果たせないだけではなく，留置時や使用時の合併症は患者に悪影響を及ぼすこともある．場合によっては生命を脅かすことにもなりかねない．
　我々，診療放射線技師は誰よりも早く画像を確認する立場にあるので，ただ漫然と撮影をするだけでなく，カテーテルやチューブ類が異常な位置にあ

る場合には即座に救急医に報告する能力を養うことも重要である．

　異常を早く発見し，早期に処置が行われることによって患者の安全が確保できることはいうまでもなく，常日頃よりこういった目を持ちながら業務にあたることが大切である

救急領域における外科撮影

1. **外傷診療（secondary survey）において各部位の単純 X 線撮影が必要となる場合**
   ・明らかな変形や腫脹
   ・血腫を疑わせる皮膚の色調変化
   ・強い圧痛や関節内血腫
   ・疼痛のため自動運動が制限される部位
   上記のような症状があった場合には各々の骨単純撮影が要求される．

2. **救急領域における一般撮影の特徴**
   ・救急領域での骨単純撮影は基本的に全ての撮影が仰臥位での撮影となるため 2 方向以上の撮影は X 線管球側での角度付けが必須となる．
   ・患者の協力が得られないことが多いので介助者をつけて撮影．
   ・撮影補助具を用いて撮影（図 22）．

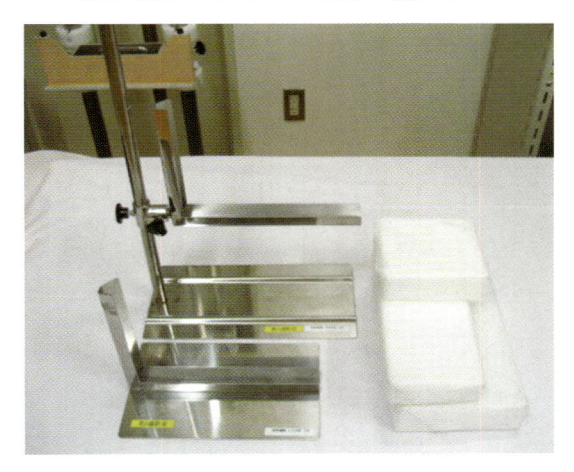

図 22　撮影補助具の一例
左：カセッテホルダー，
右：発泡スチロール．

頭部 X 線撮影

頭部 X 線写真を撮影するケース

頭部外傷が疑われた場合

顔面に損傷がある場合

頭部 X 線写真の撮影ポイント

正面，側面の 2 方向撮影を基本とし，場合によってタウン（Towne）撮影を追加する．

正面撮影は前 - 後方向（AP 方向）で撮影を行い，側面撮影は損傷側にカセッテを配置する（損傷側にカセッテを配置することで骨折線を明瞭に描出できる）．

タウン撮影は後頭骨，大後頭孔を広く観察でき，後頭部の正面像として用いられる．

◎**正面撮影**（図 23）

体位は背臥位．眼窩耳孔線（orbitomeatal line：外眼角〈めじり〉と外耳孔を結ぶ線）および正中面をカセッテに対して垂直にする．

・X 線中心線：鼻根部を入射点とし，カセッテに垂直に入射．

◎**側面撮影**（図 24）

体位は背臥位．頭部は正中面を垂直にし，カセッテを正中面と平行に置く．後頭骨が欠けないように頭部の下には発泡スチロールを敷く．

・X 線中心線：トルコ鞍部（外耳孔よりドイツ水平面状前方へ 2.5cm かつ垂直に頭頂側へ 2.5cm の点）を入射点とし，カセッテに対して垂直に入射．

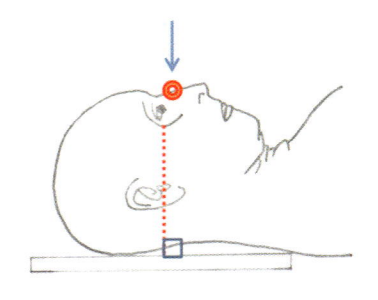

図 23　頭部正面撮影　　図 24　頭部側面撮影

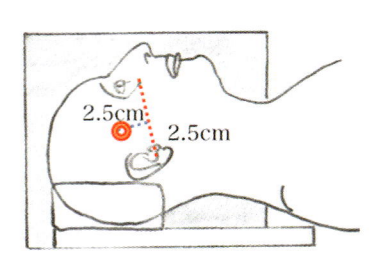

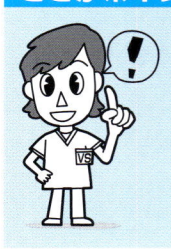

> **ここがポイント**
>
> **線状骨折と血管溝の見分け方**
> 線状骨折…濃度が高く細くシャープに描写
> 血管溝……濃度が低く太く曲線に描写
> ＊骨折と血管溝が交わっている場合は急性硬膜外血腫の危険性がある．

　従来，頭部・顔面外傷による骨折の診断は頭部単純撮影がよく行われていたが，現在はCTによる診断に移行しつつある．それは，単純撮影で正確なポジショニングにするために時間をかけて行ったとしてもそこから得られる情報が限られているからである．また，多発外傷の初期診療時には撮影自体に危険を伴う．CTにおいては短時間で撮影が終了し，患者の体位移動が少ないので安全に検査が施行できる．さらに，骨条件で観察すれば骨の情報，軟部条件で観察すれば頭蓋内損傷や頭蓋内血腫，眼窩内や副鼻腔の出血にいたるまで診断的有用性の高い情報を一度に得ることが可能である．また，thin-slice dataを用いてMPR（multi planer reformation）やVR（volume rendering）を用いることによって，簡便でより詳細な診断が可能となる．

　現在の頭部・顔面外傷による頭部単純X線撮影は，CTで診断を行った上で顔面骨骨折等の術前・術後の経時的な観察（follow）という位置づけとなっている．

四肢2方向撮影（側面撮影）

　救急領域で依頼される四肢2方向撮影における側面撮影の撮影ポイントを各部位ごとに提示する．正面撮影に関しては，一般的な撮影法に準ずるため割愛する．なお，各撮影法の詳細については撮影の専門書を参考されたい．

◎大腿骨側面X線撮影（図25）

　大腿部は検側外側にカセッテを置き，非検側の股関節を90°以上屈曲，膝関節も90°屈曲させ，検側の内側から外側にX線を入射して撮影を行う．

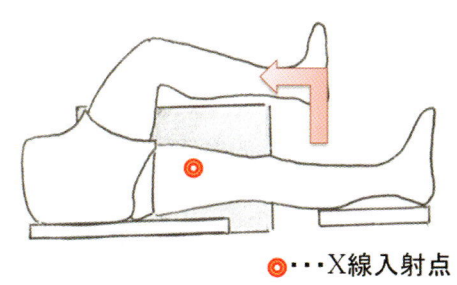

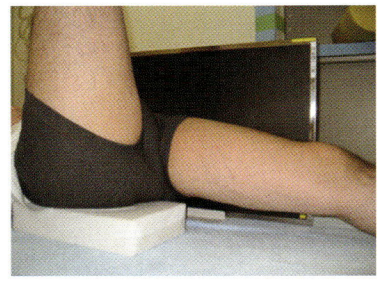

図25 大腿骨側面X線撮影

その際，非検側の大腿部を可能な限り上げて撮影を行うことがポイントである（挙上が少ない場合，非検側の大腿部が検側大腿近位側に重なり描出範囲が狭くなる）．非検側の下肢挙上が難しい場合は，両大腿間にカセッテを置き，X線を"外側→内側"に入射させて撮影を行う．この場合は大腿近位部の描出が困難になるので避けることが望ましい．
・X線中心線：股関節と膝関節の中心（もしくは視野領域の中心）で大腿部の少し前方を入射点とし，カセッテに垂直に入射．

◎膝関節側面撮影（図26）

　膝関節を屈曲し，恥骨結合，大腿骨内側顆，脛骨内果を結ぶ線が同一線上になるようにポジショニングすると側面性の良い膝関節像が得られやすい．
・X線中心線：脛骨上関節面の中央a（膝蓋骨尖）と後方のくびれbを結ぶ線上の中心を入射点とし，カセッテに垂直に入射．

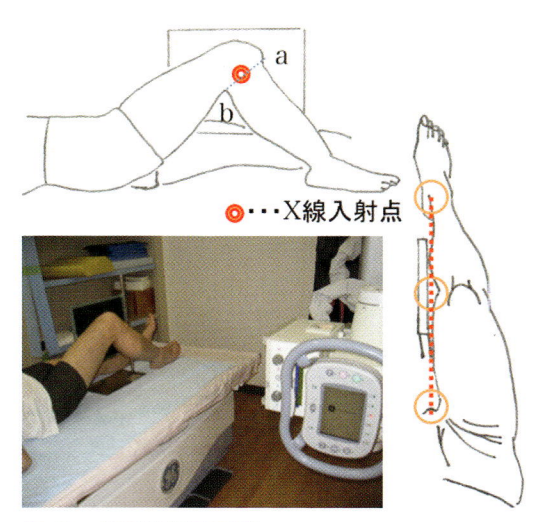

図26 膝関節側面撮影
膝関節を屈曲し，恥骨結合，大腿骨内側顆，脛骨内果を結ぶ線を一直線にポジショニングすることにより正しい側面性をとりやすくなる．

◎下腿骨側面撮影（図 27）

　下腿部は両下腿の間にカセッテを置き，検側の外側から内側にX線を入射させると撮影が容易になる．この場合，脛骨，腓骨を分離させるには足軸を約 10°外旋させて撮影を行う．
・X 線中心線：膝関節と足関節の中心で下腿部の少し後方を入射点とし，カセッテに垂直に入射（脛骨と腓骨の分離が良くなる）．

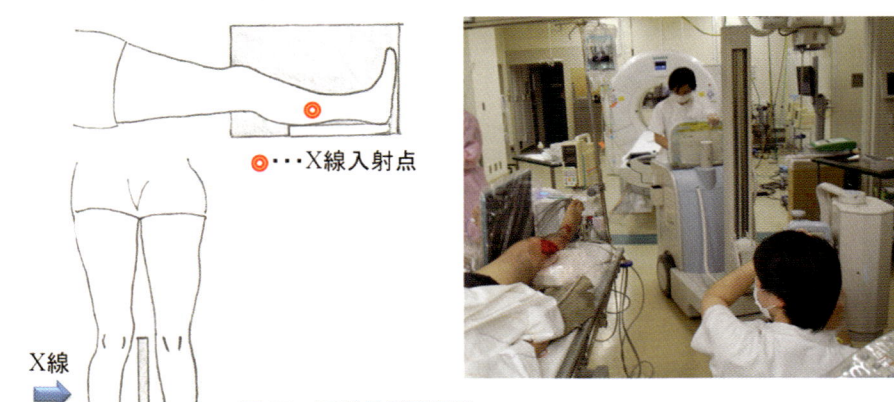

図 27　下腿骨側面撮影
下腿撮影は X 線を外側⇒内側に入射させて撮影を行う．脛骨，腓骨を分離するには足軸を約 10°外旋させて撮影を行う．

◎上腕骨側面撮影（図 28）

　カセッテを上腕部の下に置き，肘関節を 90°屈曲，前腕部を 90°内転させる．上腕部がカセッテと平行になるように肘部に発泡スチロールを敷く．
・X 線中心線：上腕部の中心を入射点とし，カセッテに垂直に入射．

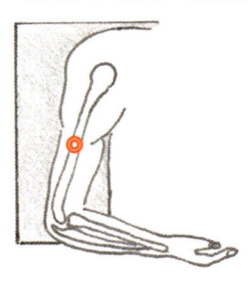

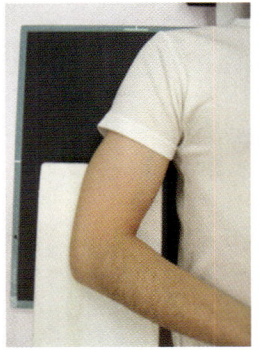

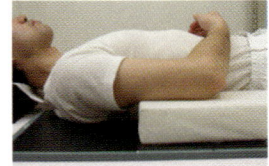

図 28　上腕骨側面撮影

◎肘関節側面撮影（図 29）
　肘の下に発泡スチロール等を敷き，肘を屈曲する．（骨折等で屈曲が困難な場合は進展位で撮影を行う．）体幹と上肢の間にカセッテを挟み，X 線を外側から内側に向けて入射させる．前腕軸をカセッテ面に対して 10°程度外旋する．
・X 線中心線：外側上顆を入射点とし，カセッテに垂直に入射．

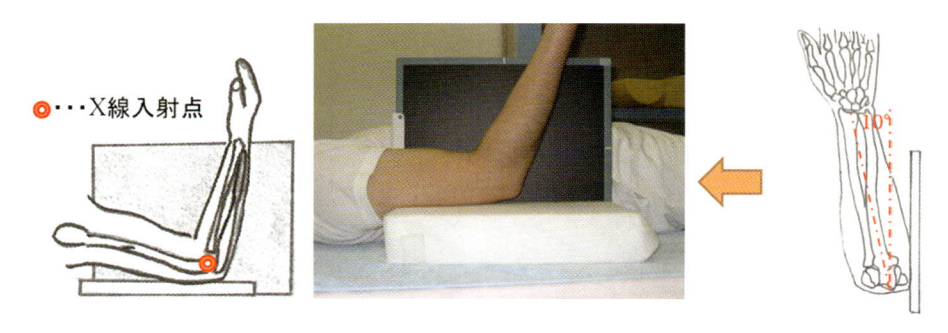

図 29

◎手関節側面撮影（図 30）
手関節の下に発泡スチロール等を敷き，前腕を伸展する．体幹と上肢の間にカセッテを挟み，X 線を外側から内側に向けて入射させる．前腕をわずかに外旋させて側面性を保つようにする．
・X 線中心線：橈骨茎状突起を入射点とし，カセッテに垂直に入射．

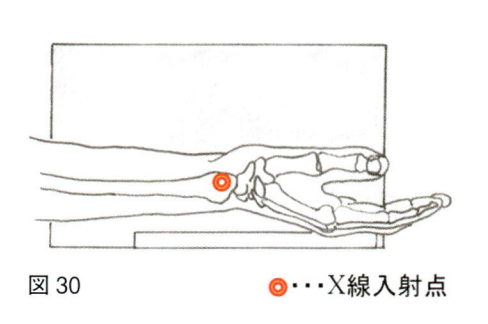

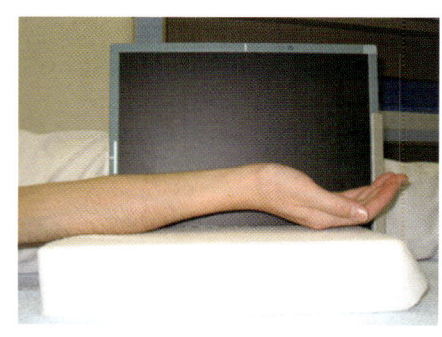

図 30

ここがポイント

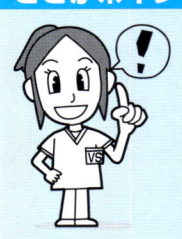

　救急で○○部位2方向撮影という依頼は，一般撮影部門のように○○部位に絞って撮影を行うのではなく，○○部位周辺も撮影領域に含めるようにしよう．特に意識レベルの悪い外傷患者の場合は正確な問診をとることができないためどこに損傷が潜んでいるのか分からないことも多い．そのような観点から損傷部位を含めたその周辺領域の画像情報を提供することが非常に重要である．また，切断指等の撮影依頼があった場合には切断部位の撮影を行うだけではなく，切断指自体も撮影に含めるようにする．両断端部の情報は再接合術の際に重要となる．

Question

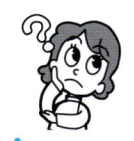

　シーネ固定された四肢の2方向撮影では必ずシーネを外して撮影するの？

Answer

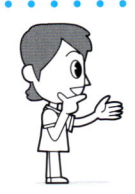

　シーネ固定を外す際は必ず主治医に連絡を行い，了解のもと外すようにする．損傷や変形の程度によってシーネ固定を装着したままでの撮影を依頼される場合もある．

　シーネが障害陰影になることを避けるため，撮影者側の独断で安易にシーネを外してしまうと，二次損傷を引き起こす可能性もある．シーネ固定をしたままでの2方向撮影は，シーネに対して2方向の撮影を行うことも1つの方法である．

　また，両斜位を加えた4方向撮影も外傷時の撮影には有効な場合もある．

救急領域における骨単純撮影は，救急患者の受傷機転や損傷程度により多種多様なケースが考えうる．そのような背景から撮影法ひとつにしてもさまざまなパターンが考えられることは言うまでもない．

　これまで一般的な撮影法について述べてきたが，場合によっては解剖学的な基準線や基準点，撮影法にあまりとらわれすぎずにその場その場に合わせ柔軟に対応することも救急領域においては重要である．

　ただし，緊迫した救急現場の中で迅速かつ臨機応変に対応できる能力というのは，しっかりとした撮影法の基本の基に培われるということを肝に銘じなければならない．

一般撮影（内的因子）

胸部X線撮影

胸部X線写真を撮影するケース

胸痛を訴えている．
呼吸困難を訴えている．

胸部X線写真の撮影ポイント

- 立位撮影が望ましい
- 少量の胸水や軽い自然気胸には側臥位が有効

立位可能であれば，立位撮影が望ましい．幾何学的な問題による拡大や歪みの影響を最小限にできる．病的因子の視認性向上⇒気胸・胸水・腹部領域における腹腔内遊離ガス（free air）の確認は立位撮影のほうが優位である．

少量の胸水貯留や程度の軽い自然気胸には胸部側臥位正面撮影が有効である（図31）．

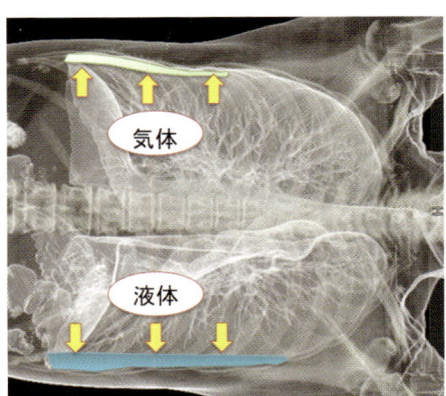

図31　胸部側臥位正面撮影
重力により，胸腔内の液体（胸水）は下方に，気体（空気）は上方に移動する．

胸部 X 線写真の読影チェックポイント

・心拡大，心不全の有無（心胸郭比 cardiothoratic ratio:CTR の計測／正常値 0.35 ～ 0.5）（図 32）．
・肺病変の有無
・大動脈瘤もしくは大動脈解離を疑わせる所見の有無
・動脈硬化程度
・縦隔気腫の有無

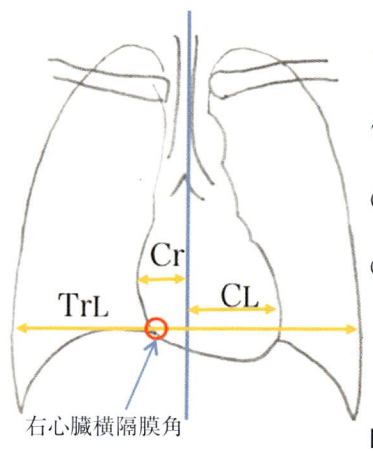

$$CTR = \frac{Cr + CL}{TrL}$$

TrL：胸郭横径（右心臓横隔膜角の高さにおける胸郭内側の水平距離）
Cr ：右正中間隔（正中線より心臓右縁までの最大距離）
CL ：左正中間隔（正中線より心臓右縁までの最大距離）

図 32　心胸郭比 cardiothoracic ratio: CTR）の測定

胸部 X 線写真の画像チェックポイント

・正面性に問題はないか（鎖骨は左右対称か．棘突起が両椎弓根の正中に位置しているか）．
・肩甲骨は肺野外に外れているか．
・吸気で撮影ができているか．
・横隔膜の走行が追及でき，肋骨横隔膜角は切れていない．

腹部 X 線撮影

腹部 X 線写真を撮影するケース

腹痛を訴えている．

腹部 X 線写真の撮影ポイント

仰臥位正面像を基本とし，必要に応じて立位正面像，左側臥位正面像を撮影する．

仰臥位正面像では，液体貯留を示すサイン，異常ガス像，異常石灰化や結石像，軟部陰影を観察する．

立位正面像では腸管内のガスや液体像（ニボー，niveau：鏡面形成像），遊離ガス像を観察する．小腸での閉塞の場合はガスで拡張してケルクリングひだ（kerckring's fold），大腸での閉塞の場合は拡張したハウストラ（haustra）が認められる（図33）．腹腔内遊離ガス（free air）の検出には，横隔膜が正確に含まれる必要性がある（図34）．

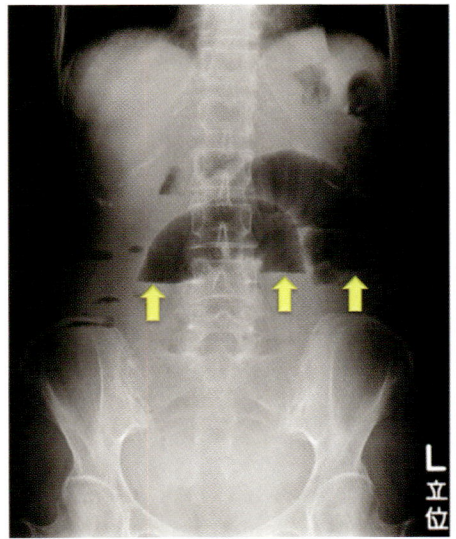

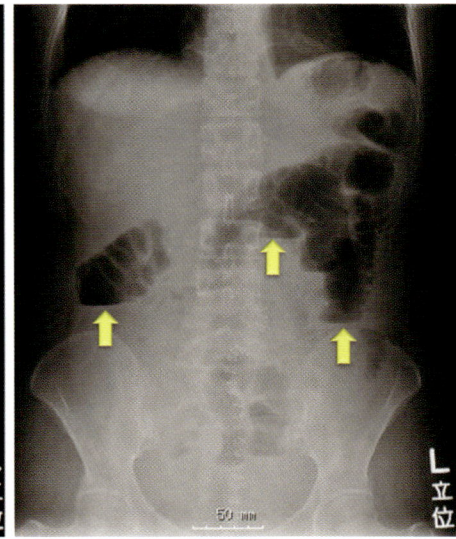

図33　鏡面形成像

左側臥位正面像による遊離ガスの検出（肝臓表面に腹腔内遊離ガスを描出）（図35）．右側臥位では，消化管と重なって遊離ガスが不明瞭になる．十分なガスの移動のため体位返還後に5分程度経過してから撮影する．

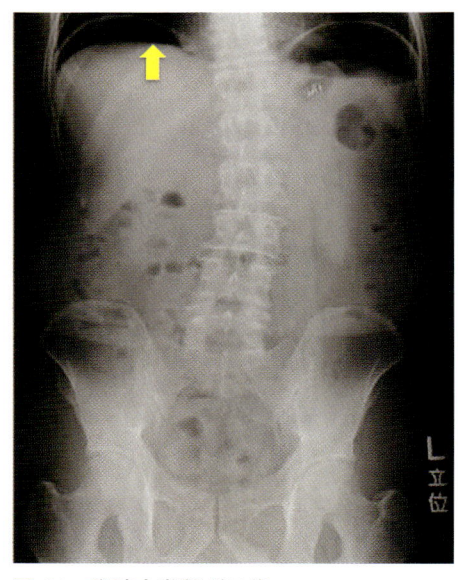

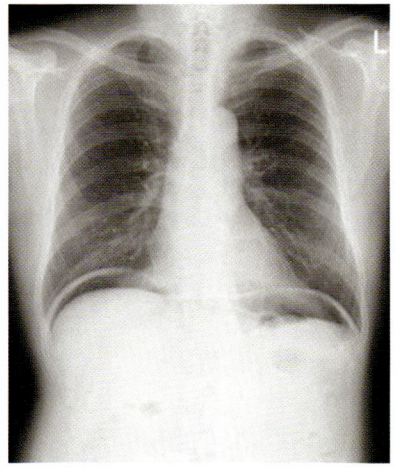

a | b

図34　腹腔内遊離ガス像
a　右横隔膜下に腹腔内遊離ガス像を認める．
b　同一日に撮影された胸部写真

横隔膜下の腹腔内遊離ガス像の検出は，腹部立位正面撮影より胸部立位正面撮影のほうが優れているケースを見かけることがある．これは，胸部撮影のほうが横隔膜面におけるX線の入射角度がより垂直に近いためである．

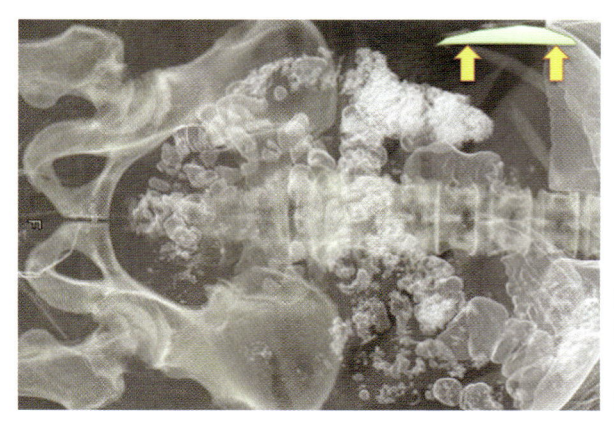

図35　腹部左側臥位正面像
遊離ガスは体位変換後にゆっくりと移動し，最終的に肝臓表面に集まる．

腹部 X 線写真の特徴

簡便に検査が行える．

腸管内ガスの全体像を把握できる．

一度に腹部の全体像がとらえることができる．

腹腔内液体貯留や腹腔内遊離ガス像は典型例を除いては診断能が乏しく，CT 検査が必要となる．

外傷CT

　外傷とは，主に外的要因による組織または臓器の損傷をいう．日常では，怪我と呼ばれ，救命救急施設に搬送される患者さんは身体的外傷を負った負傷者，死傷者が搬送される．これらは力学的外力による損傷が大半である．また，数多くの原因があり，それぞれのケースで呼び名がある．その中には軽度から重度のものが存在する．

外傷部位による呼び名
　　頭部外傷（頭部を強打した怪我）
　　顔面外傷（顔面を強打した怪我）
　　腹部外傷（腹部を強打した怪我）
　　胸部，骨盤，他

原因による代表的な呼び名
　　転落外傷（転げ落ちた怪我）
　　墜落外傷（高い場所から落ちた怪我）
　　交通外傷（交通事故による怪我）
　　ヘルメット外傷，ハンドル外傷など
　　転倒外傷（転んで怪我をした場合）
　　スポーツ外傷（運動中に怪我をした場合）
　　高エネルギー外傷
　　火傷
　　刺傷，創傷（刃物，鋭角な棒状物が体の一部に突き刺さった怪我）

Question

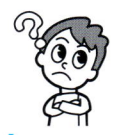

高エネルギー外傷とはどのような状態ですか？

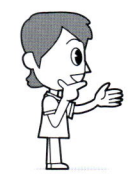

Answer

　きわめて強い外力を要因とした外傷を高エネルギー外傷と言います．特に，交通事故，墜落，転落など次の現場状況が確認された場合を高エネルギー外傷と定義します．

・自動車から放出された場合
・同乗者が死亡した場合
・車外救出に20分以上要した場合
・高スピードの自動車衝突事故の場合は以下の4つ
　1）事故前のスピードが65km以上
　2）事故による速度変化が32km以上
　3）車のボディ変形が50cm以上
　4）乗車席への車の凹みが30cm以上
・車と歩行者の事故では以下の2つの場合
　1）車が毎時8km以上のスピードで衝突
　2）車にひかれた，はねられた場合
・単車の衝突事故では以下の2つの場合
　1）毎時32km以上のスピードで衝突
　2）事故現場から離れた場所で発見された場合
・6m以上の高所から転落，墜落

病態情報

　患者搬入時において緊急度および重症度判定には意識レベルを含むバイタルサインの確認とショック状態の有無を把握することである．この情報を基に速やかにCT検査の実施が対応できる判断と行動により効率的にスキャン実施できる情報源である（表1〜4）．

表1 意識レベル（意識障害の分類）JCS: Japan coma scale

1桁：刺激しないでも覚醒してる状態
 1. だいたい意識清明だが，今一つはっきりしない
 2. 見当障害がある
 3. 自分の名前，生年月日が言えない
2桁：刺激すると覚醒する状態；刺激をやめると眠り込む
 10. 普通の呼びかけで容易に開眼する
 20. 大きな声または体をゆさぶることにより開眼する
 30. 痛み刺激を加えつつ呼びかけを繰り返すと辛うじて開眼する
3桁：刺激をしても覚醒しない状態
 100. 痛み刺激に対し，はらいのけるような動作をする
 200. 痛み刺激で少し手足を動かしたり，顔をしかめる
 300. 痛み刺激に反応しない

表2 意識レベル（意識障害の分類）GCS: Glasgow coma scale

Eye opening（開眼反応）
 自発的に　　　　　4
 言葉により　　　　3
 痛み刺激により　　2
 開眼しない　　　　1
Verbal response（言語反応）
 見当識有り　　　　5
 錯乱状態　　　　　4
 不適当な言葉　　　3
 理解できない声　　2
 発声なし　　　　　1
best Motor response（最良の運動反応）
 命令に従う　　　　6
 疼痛部識別可能　　5
 四肢屈曲：逃避　　4
 異常屈曲　　　　　3
 四肢進展　　　　　2
 全く動かさない　　1

 EVMの合計点で表記され，3～15点で評価される

表3　バイタルサイン

呼　吸	正常：15 〜 20 回／分
	異常（特殊な呼吸）：チェーンストーク呼吸，過換気，起座呼吸，下顎呼吸など
体　温	正常：36 〜 37℃
心拍数	正　常：60 〜 80 回／分
	異　常：50 回／分以下（除脈），100 回／分以上（頻脈）
	不整脈：期外収縮，絶対性不整脈，洞性不整脈（呼吸性不整脈）
血　圧	正常（成人）：収縮期 130 〜 110，拡張期 60 〜 90（mmHg）
	高　血　圧：収縮期 140 以上，拡張期 90（mmHg）以上

人体の現状を把握する情報として，呼吸，体温，心拍数，血圧の4つを一般的な数値として表す．救急医学の場合はこの項目以外に意識レベルも含んだことをバイタルサインと言う．その他に瞳孔反射，尿量も含む場合もある．

表4　ショックの種類

1. 循環血液量減少性ショック
    出血性ショック（大量血胸，腹腔内出血など）
    重症膵炎
    高度脱水
    重症熱傷など
2. 心原性ショック
    心筋梗塞，心筋炎，心筋症
    不整脈，心タンポナーデ，緊張性気胸
    敗血症性ショックなど
3. 血管抵抗減少性ショック
    アナフィラキシーショック，脊髄損傷
    腰麻ショック
    敗血症性ショックなど

外傷によるショックは出血性ショックの原因となる大量血胸，腹腔内出血，後腹膜出血と非出血性ショックである脊髄損傷，心タンポナーデ，緊張性気胸が主である．

外傷CTの実践

　緊急性を有する外傷初期診療は生命危機回避である．そのために「Primary Surveyと蘇生」，「Secondary Survey」の診療手順がある．生命維持のための機能評価は「ABCDEアプローチ」に基づいて進められている（表5）．

　その情報源となる画像診断は従来ではX線撮影であったが，CTの発展により非常に短時間で検査可能な環境が整備され，従来行っていた胸部，骨盤X線撮影は優先順位として後回しになることが多くなり，X線撮影検査が必ずしも実施されない場合もあり省略化されることもある．現在では多くの施設ではCT検査が優先的に行われる施設が増えている．

　「Secondary Survey」は受傷機転，病歴などを含め，系統的に身体所見を逸早く検索し，処置治療の根源を見極める重要な手順で診療が行われる．CT画像はショックの鑑別に優れており，出血性ショックと非出血性ショックなどの異常を容易に把握できる（図1）．

表5　生命維持の仕組みとABCDE

診療手順
A：Airway（気道の開放）
B：Breathing（人工呼吸）
C：Circulation（循環管理）
D：Dysfunction of CNS（意識）
E：Exposure，Environmental control（体温）

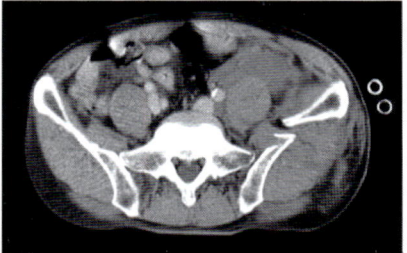

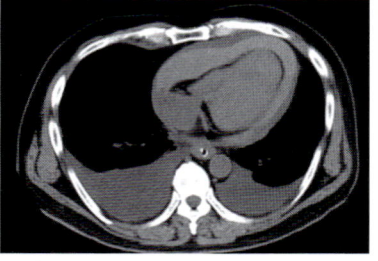

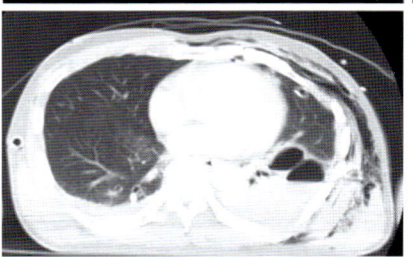

a	b
c	

図1
a　高エネルギー外傷における出血性ショック症例
b　心タンポナーデ
c　非出血性ショックとなったCT画像

CT検査のプレチェック項目は前途で述べた．意識レベルを含む病態情報と重症度の確認は必須である．また，高エネルギー外傷，多発性外傷においては全身を強打しているため搬送時には必ずバックボードが使用される（図2）．バックボードで搬送された患者さんはそのままCTへ移動する．脊椎損傷などが疑われるため，無理なポジショニングは禁忌．頸部は気道確保などの理由で若干後屈位であるが，その体位で撮影する．救急搬送された患者さんに対するCT検査チェック項目を以下に記す．

・外傷性，非外傷性の確認
・意識レベル，出血，呼吸状態（挿管の有無），ネックガードの有無
・ルートの長さ
・モニタ
・バックボードの有無
・金属の有無（最終チェックは位置決め画像で行う）

　他にもネックガード，心電図，挿管，輸液ライン，AED，シネなどCT検査には不利益な器具を装着していることが多く，アーチファクトとなるものは可能なかぎり取り除く．また，バックボード，ネックガードは安全確保の確認ができるまでは取り外すことができないため，重症度の高い外傷症例の大半は装着した状態で全身スキャンを実施することが多い（図3）．その際に全身が1度でスキャンできるようにポジショニングすることは必要条件となる．

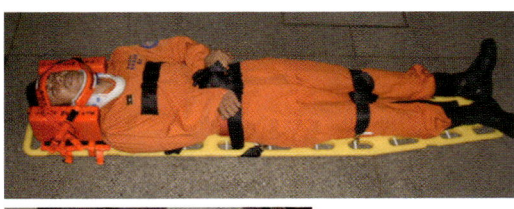

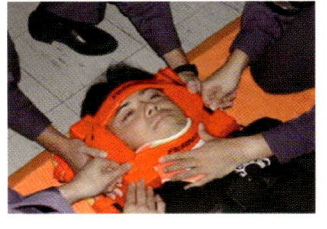

図2　バックボード
交通事故等で脊柱・脊髄損傷の傷病者を固定したまま搬送する際に用いる．

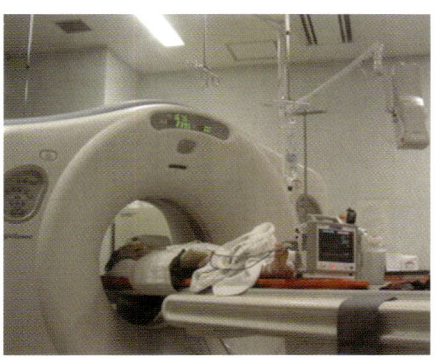

図3 高エネルギー外傷のCT検査例
右上肢に骨折性転位が肉眼的に見られた．したがって，躯幹部領域のCT検査は上肢挙上することができないため，ガントリー側に患者の頭部がくるように寝台の移動をする．
撮影範囲が160cm前後あるためこのような方法を選択する．撮影範囲が広いCTを選択すると，輸液，モニタのライン等，ガントリにくぐらせて移動することが回避できるため安全性を確保でき，時間の短縮にも繋がる．

- 胸部から骨盤部を一度に撮影
- 両上肢挙上が望ましいが，無理はしない．
- アーチファクトになりそうなものの最終確認はスカウトで

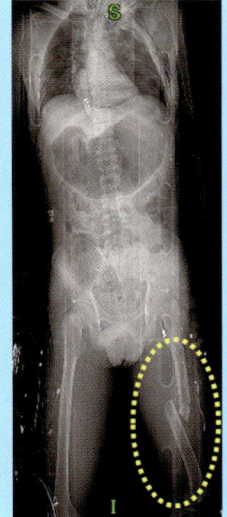

図5 スカウト像は一般撮影の代用に扱うことも必要
CTの位置決め画像は一般撮影の代用になる．
さらに，3D画像は観察視野が自由なので有効な情報源である．したがって，即治療にとりかかることのできる状況をつくることが重要である．

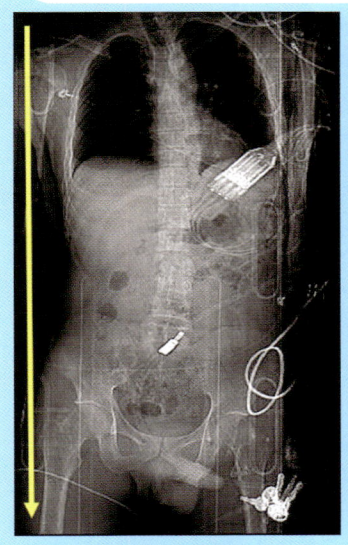

図4 躯幹部は広範囲を設定

　スキャン前の位置決め像（スカウト像など）は可能なかぎり広く撮影することが重要である（図4）．胸部から骨盤部（場合によっては大腿・下腿を含む）を一度に撮影する．できれば両上肢挙上が望ましいが，鎖骨・肩甲骨

など骨折未確認のため，無理はしない．アーチファクトになりそうなものの確認はまずは目視で行うが，スカウトで最終確認をする．

　スカウト画像はスキャン範囲を決定するための画像であるが，本スキャン前に全身の骨折，損傷部位，金属有無着用が最終確認として把握することができる重要な画像情報であり，簡便な一般撮影の代用として活用もできる（図5）．この段階で造影検査の方法と画像処理の優先順位などが予測でき確定できる場合がある．また，大量な出血の有無も事前に把握することで検査時間の手順と計画が明確になり時間短縮に繋がる．

　撮影条件の設定はこれまで述べた必要に応じて検査を行うことが必須となるため機器の性能把握の下で体動，呼吸停止のコントロールができない場合に柔軟な撮影条件を設定することが優先である．意識が鮮明で，かつ損傷により痛みのない状況下では通常検査と同様なポジショニングが望まれる．

高エネルギー外傷

　交通事故による高エネルギー外傷は全身検査を行うことがほとんどである．当院の撮影プロトコルを図6に示す．特に注意すべき事項は頭頸部のネックガードまたは気道確保などによってOMラインから外れることがあるので，再構成画像データからOMラインに切り直し（MPR像）することが検査時間の短縮に繋がる（図7）．

　また，頸椎においても気道確保のため後屈位状況下でスキャンする場合が多く，頭部と同様に後処理でMPR 3方向を作成する（図8）．

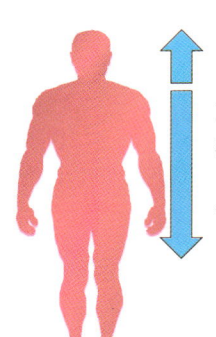

First scan： 頭頸部全域
Second scan： 躯幹部全域
　　　　　　　下肢に異常を疑う場合下肢全域までscanする．
Third scan： 単純で異常所見がある部位を見出すための造影検査を行う．

図6　高エネルギー外傷の撮影プロトコル

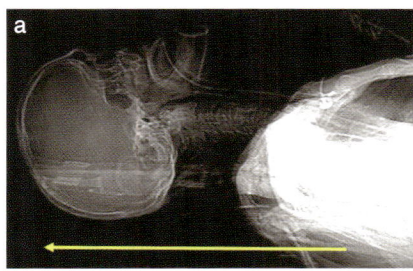

図7 ボリュームデータの活用（MPR）
a ヘリカルにて頸部から頭頂部までを撮影する．無理にOMラインに合わせるのは，脊椎損傷の危険があるため行わない．
b 頭蓋底から頭頂までOMラインを基準にスライス厚5mmで従来の基準となる画像に作成する．

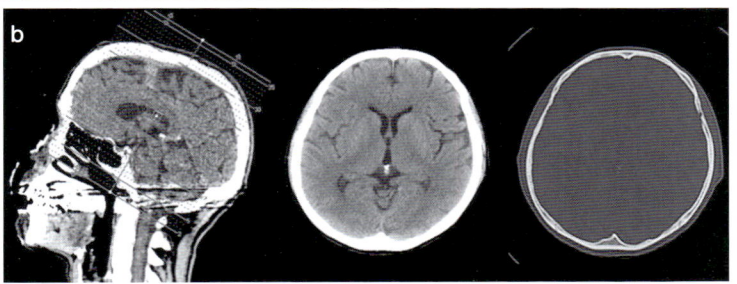

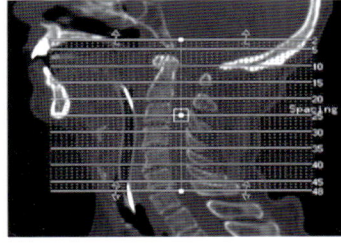

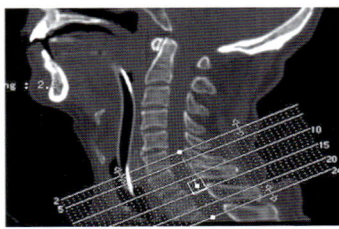

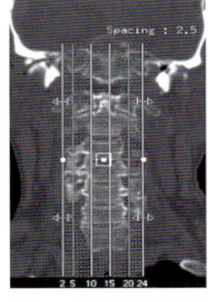

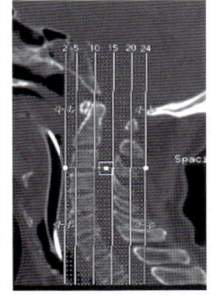

図8 後屈位状況下での頸椎3方向撮影
頸椎はボリュームデータからAxial，coronal，sagittalの3断面に画像処理する．
下はボリュームデータからAxial，sagittal，coronalの3断面に画像処理したMPR像．

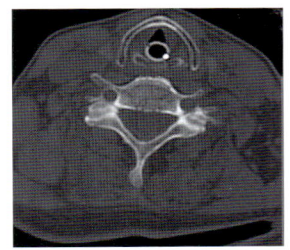

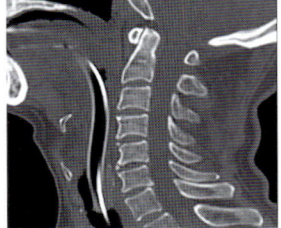

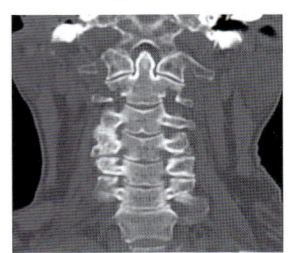

axial coronal sagittal

頭頸部外傷

　骨折を伴う頭部外傷，顔面外傷においては内頸動脈などの血管損傷がある場合があり，致命的原因となる場合があるので血管損傷の有無を確認するために頭頸部全域の 3D-CTA を施行することを推奨する（参照「超実践マニュアル CT Ⅱ - 1 頭部」）．

　外傷を含む頭部疾患の所見用画像は通常スライス厚 5mm 以上の画像で観察することが多い．その結果，パーシャルボリューム効果によって骨折線を見逃す場合があるため，必ず 3D に作成可能な高分解能画像に再構成することが必要である（図 9）．

a　当院入院中に意識消失により転倒にて緊急 CT．単純 CT において受傷部位の頭蓋内の出血は認めないが，VR，MIP では左後頭部に骨折を認める．通常の 5mm 厚の CT 画像では異常を見逃す危険性があることを常に認識する必要がある．

b　この VR は a に示す右頭蓋内出血領域の反対側に骨折線を認める．3D 用に再構成することで元画像のパーシャルボリューム効果の影響が軽減でき骨折線を明瞭に描出することが可能となった．

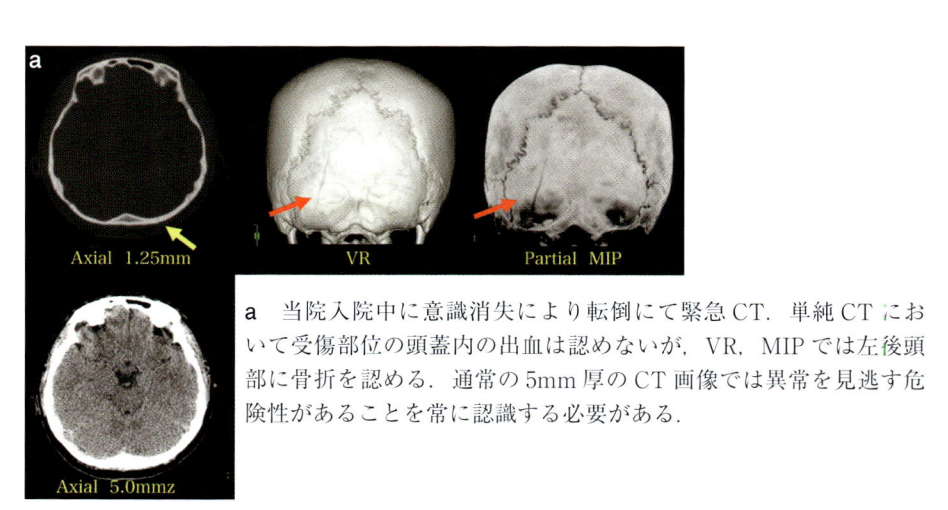

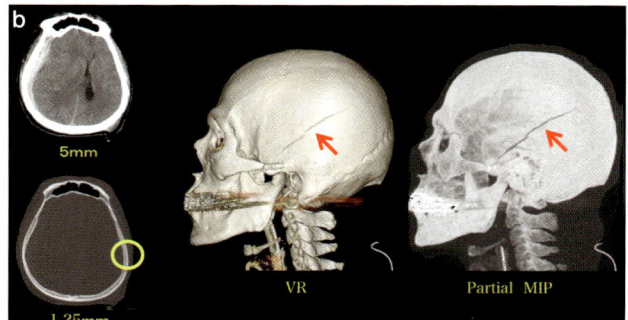

図 9　頭部外傷症例

また，脳挫傷所見と受傷部位が異なる場合は contre coup（コントレ・クー）の場合があり受傷部位は何らかの外力による骨折を認める場合がある．受傷部位の多くは外傷性クモ膜下出血などの所見があるものと考える．

ここがポイント

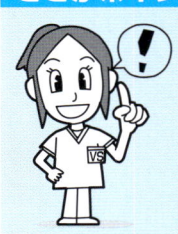

contre coup
　頭部外傷において受傷された部位の反対側に頭蓋内損傷が生じることである．脳の震盪作用との関係が深いため，外力が大きい場合と脳が萎縮している場合は頭蓋内での可動性が大きいため高年齢者などの転倒，打撲に生じやすいといわれている（図10）．

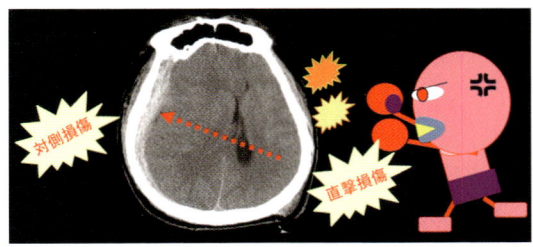

a　受傷部位の反対側に損傷が生じることをコントレ・クーという．特に頭部外傷で見かける．脳が震え力が進む方向へ揺れ動かし反対側の頭蓋骨で脳を押し潰す状況下で損傷を負うことをいう．

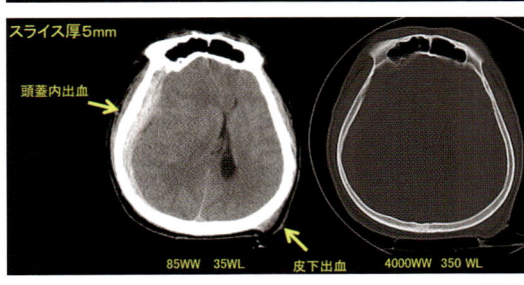

b　交通外傷．35M．バイク事故により徐々に意識レベル低下を認める．このCT画像では右側頭部領域に出血と左後頭部に皮下出血を認める．

c　角度によっては捉えられない場合がある．骨折線とスライス面が平行に限りなく近い場合はパーシャルボリューム効果の影響により描出が困難となることがあるので外傷の場合は必ず3D用に再構成することが必須である．

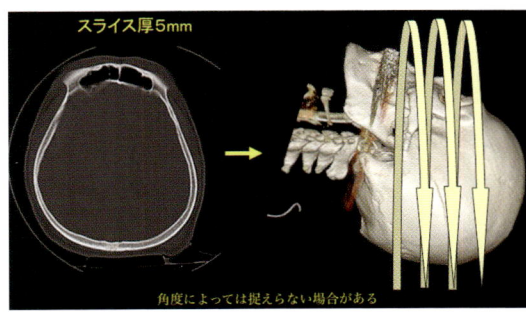

図18　contre coup（コントレ・クー）

スポーツ外傷

　局所外傷または重症度の低い症例においては損傷部位を中心にスキャンすることが多いが，受傷背景で必要に応じて全身スキャンを行う場合もある．特に，スポーツ外傷など多く見られる四肢および末梢部位などの外傷は通常の被検者と同様に正常の撮影ポジショニングを行える場合は従来の撮影に沿って実施する（『超実践マニュアル CT　Ⅱ-8 整形』参照）．
　脱臼骨折など重傷度の高い複雑骨折においては血管損傷も考えられるため 3D-CTA の検査も追加検査として行うことを推奨する（図 11）．

刺　　傷

　刺傷については体に刃物が刺さった状態で搬送されてくる場合があり安全を確保するまでは抜くことはできない．この場合は金属アーチファクトが発生することを承知のうえ単純および 3D-CTA を行う．単純 CT は出血の範囲と臓器の損傷などの確認を行う．3D-CTA は第一優先として血管損傷の有無を確認することが必須となるため 3D-CTA を行うことが治療方針の決定と処置などの時間短縮が図れるため画像構築は迅速に行うことが求められる．これらは現場で対応する救急医らと連携し必要なスキャンなどの優先順位を決定することが必須である（図 12）．

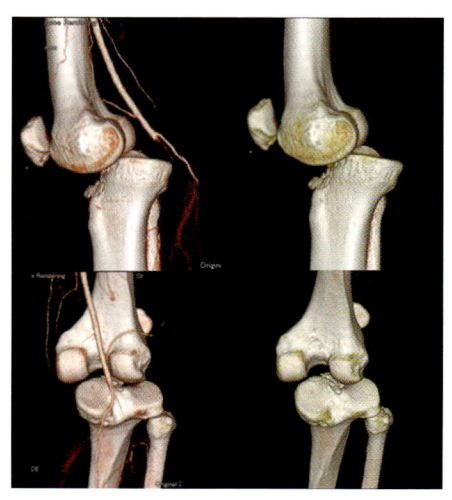

図 11　スポーツ外傷
柔道の練習中に右膝脱臼によるスポーツ外傷．
単純 CT から作成した 3D では脱臼が著明に認められる．また，脱臼時に脛骨の剥離骨折も認める．血管の損傷の有無のため膝下動脈付近を重点に 3D-CTA を施行し，膝下動脈の 3D を作成した．

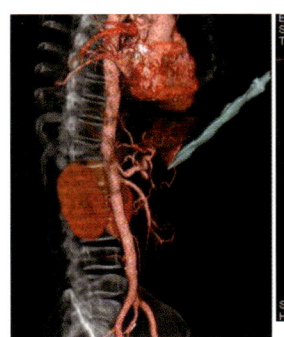

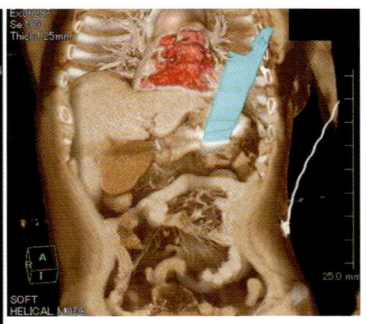

図 12 刺傷

割腹自殺未遂にて救急搬送された症例を示す．左腹部には包丁が刺さった状態で搬送され，安全性の確認が取れるまでは抜き取ることはできない．症例は意識レベル3桁であったが，出血性ショック状態ではないためそのまま単純，造影CT検査となった．血管および臓器への損傷は軽傷と判断され手術室にて包丁を抜き取った．

3次元画像と造影検査の必要性

　高エネルギー外傷において3Dを作成することは必須で，ルーチン化されている．時間外においては処理時間などに時間が要するため必ずしも早急に処理を行う必要性はないが，生命に関係する場合は可能なかぎり迅速に作成するケースも時にはある．この場合は必要となる部位を選択的に選別し，要求度の高い順から優先して作成する判断と訓練が必要条件となる．

　単純CTでは血腫，骨折，石灰化，炎症と組織内の不均一性などを把握している．

　造影剤投与は基本的に動脈の確認，血管外漏出，臓器実質，静脈等の損傷の有無を確認する．造影のみでは白く写ったものが造影剤なのか，そうでないものかスキャン中に判断できないことがあるので基本は単純と造影を行うことが必要である．

　また，これらを3D画像で復元し観察することは重要であるが救命救急において骨折の状態を把握することも重要な項目とされている．特に複雑骨折がある場合は骨片の位置を明確に把握することが容易に行えるため治療または処置の計画が速やかに行える．

造影検査は3D-CTAを前提に実施する場合が多く動脈相と平衡相をスキャンし血管および臓器の正常，異常を明確に把握ができる3D画像を付加することが必要である．これらは確定診断としての画像情報であるので損傷の度合と治療，処置の方針が即座に決定される．しかし，外傷のすべてが必ずしも3D-CTAを前提でない場合もある．この場合は臓器濃染となる平衡相のタイミングでスキャン実施しすることを推奨する（図13）．

　また，胸部損傷においては血胸，挫傷，気腫などの所見を多く遭遇するがこれらの症例においては生命の危険性の有無に関係なく高い確率で骨折所見がある．肋骨骨折は転位のないわずかな骨折線も3Dで明瞭に描出することが可能である（図14）．通常のaxial画像では異常を見出せない場合があり，骨折の存在を見逃す場合があるため，必ず3D用に画像を再構成することは必須である．

　また，高エネルギー外傷によって脊椎骨折を認める場合は脊髄損傷の有無を逸早く把握するためにMR検査が緊急検査として施行されるが，CTで把握できる椎体の現状は3DおよびMPRにて詳しく提供できるように担当者は迅速に行動することを心掛ける．椎体周囲の血管損傷，出血などの確認のため3D-CTAを施行する場合がある（図15）．

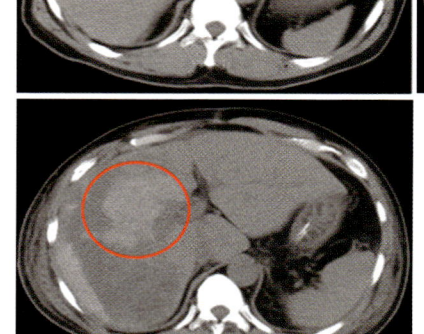

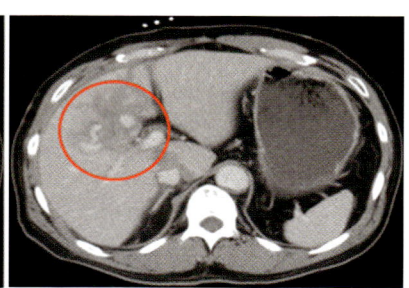

a	b
c	

図13a　交通外傷（肝損傷）
WW250．WL60．rot：0.7 秒．pitch：1.375．mA：Auto200~350．delay：3.0mL/秒，90秒．
a　plainだけでは所見なし．
b　post emboli．enhanceでは出血を疑う？
c　follow up plain．不均一性の確認．血腫と梗塞がlow densityに描出される？

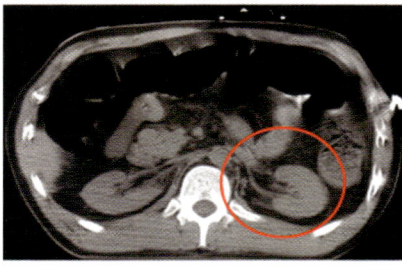

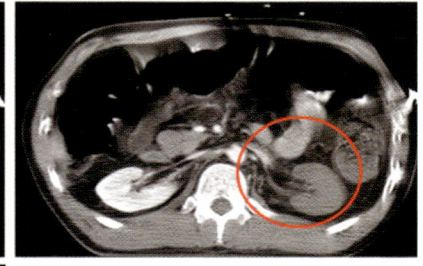

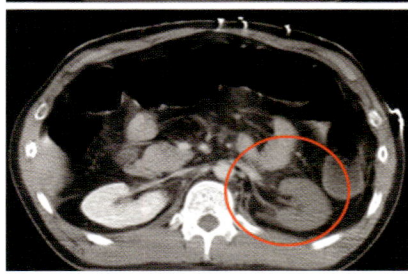

図 13 b 交通外傷（左腎動脈損傷）

意識レベル 3 桁．WW320．WL40．rot：0.6 秒．pitch：1.375．mA：Auto200～350．early：2.5mL/秒，30 秒．delay：2.5mL/秒，100 秒．
a plain では所見なし．
b early では解離か断裂を疑う？
c delay でも漏出が確認できない．梗塞を疑う？

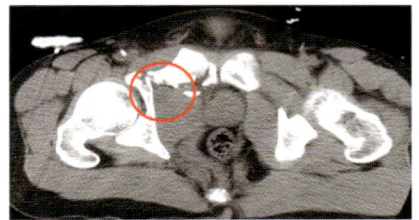

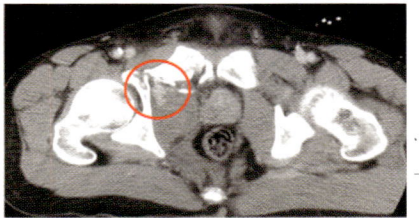

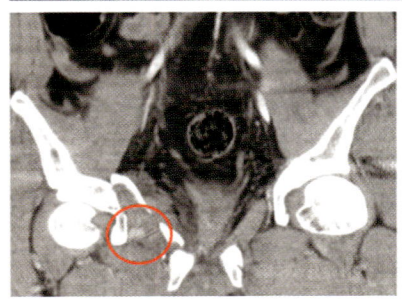

図 13 c 交通外傷（骨盤骨折）

意識レベル 3 桁．WW320．WL40．rot：0.6 秒．pitch：1.375．mA：Auto200～350．delay：2.5mL/秒，100 秒．
a plain で骨折を確認．
b delay で血管外漏出を確認．
c MPR 像

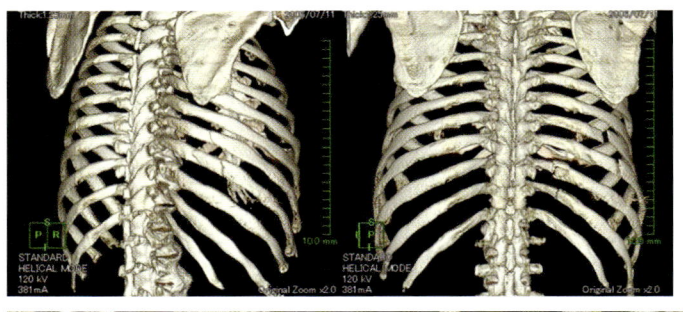

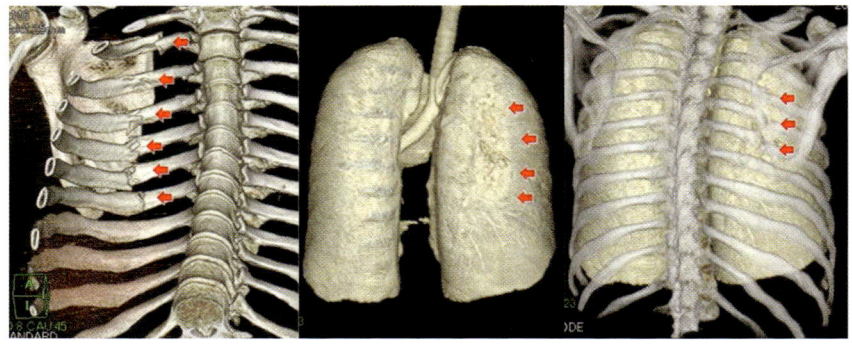

図 14　胸部外傷症例
斜面からの転落事故による緊急 CT．
VR では右肋骨 8~11 に多数の肋骨骨折を認める．一般撮影の省略化．

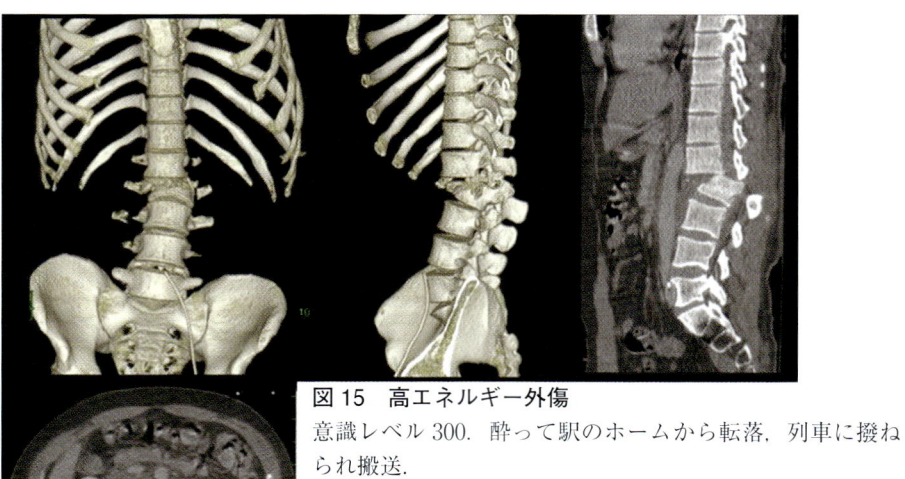

図 15　高エネルギー外傷
意識レベル 300．酔って駅のホームから転落，列車に撥ねられ搬送．
CT 画像では腰椎粉骨折を認める．3D では L2 の粉砕骨折，L1~L4 横突起骨折と L1，L2 間の脊椎の転位による脊髄損傷を認める．

代表的な疾患の画像

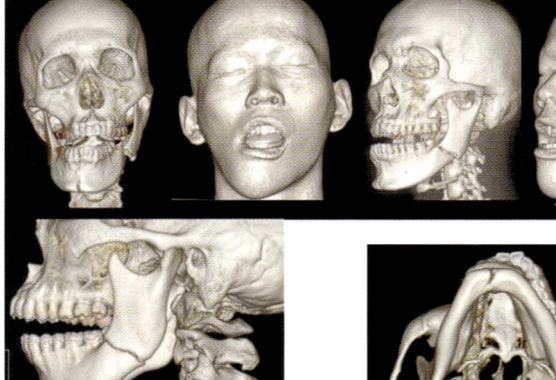

図17 顔面外傷
意識レベル1桁．殴打による顔面外傷でCT撮影時閉口は不可能で，開口状態で撮影を施行した．CTで下顎骨の骨折を認め，3Dは損傷の度合いの把握に有用であった．

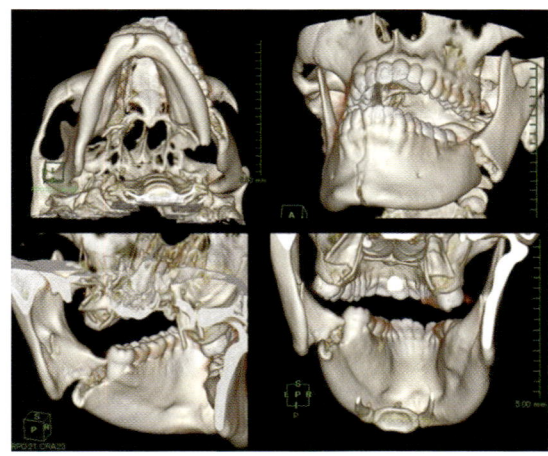

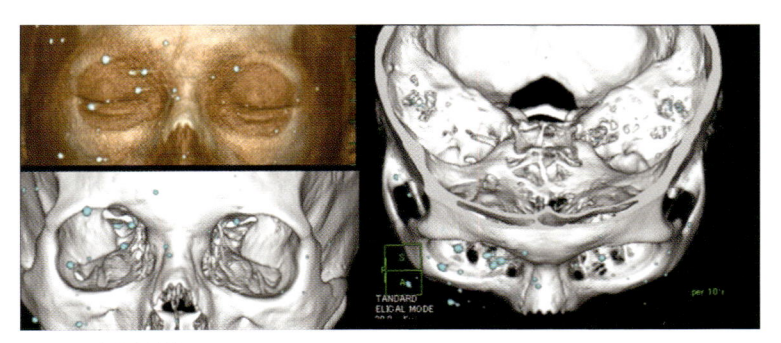

図18 顔面外傷
意識レベル1桁．焚き火の中にスプレー缶を投げ込み爆発し，スプレー缶の破片が顔面に飛び散る．3Dは眼窩内の異物混入と破片の数の把握に有用であった．

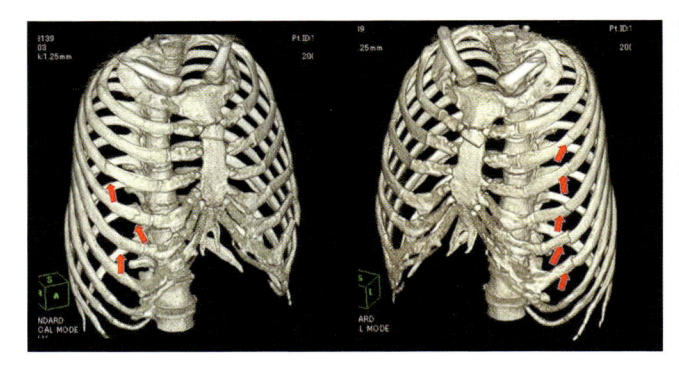

図19 転落外傷（高エネルギー外傷）
意識レベル3．急斜面から転落．3Dでは両肋骨に多数の骨折を認める．

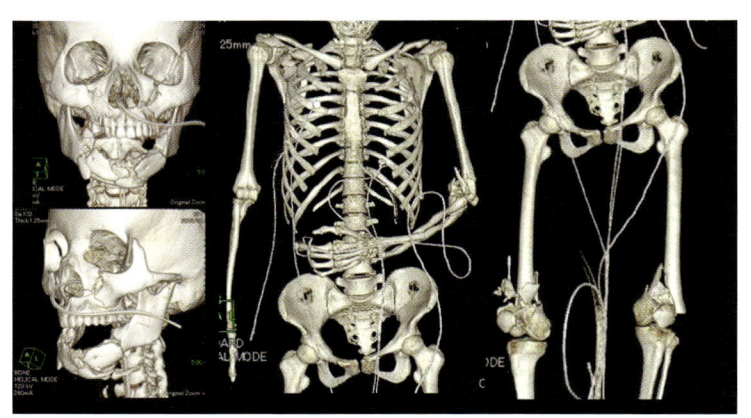

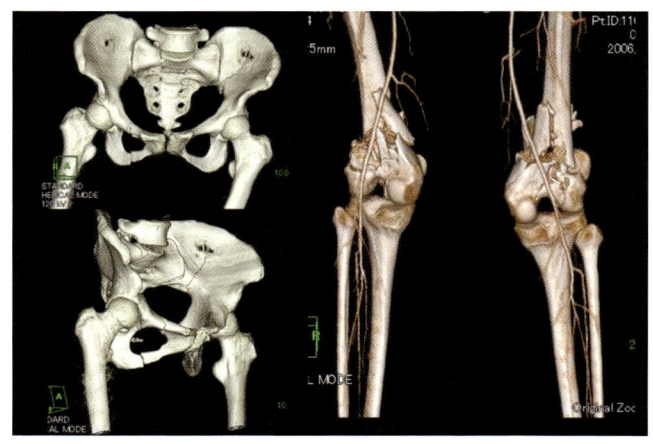

a 3Dでは全身に多数の骨折を認める．
b 両大腿骨骨折は転位を認めるため3D-CTAが追加された．

図20 墜落外傷（高エネルギー外傷）
意識レベル300．マンション8階からの飛び降り．墜落外傷3階のエントランスに足からの落下．

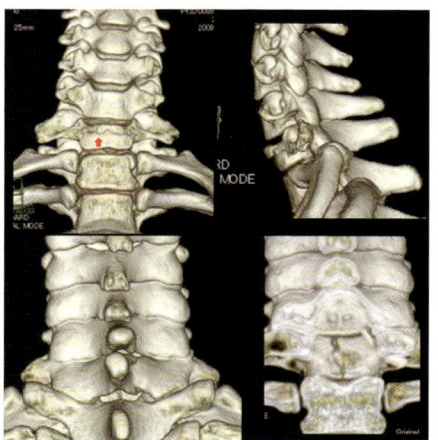

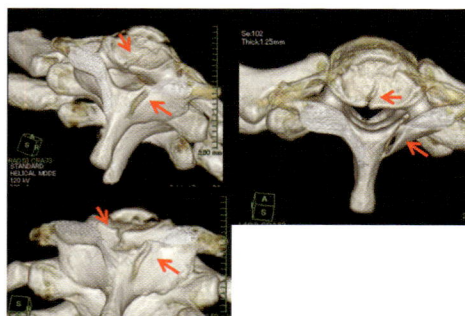

図21 高エネルギー外傷
意識レベル300.バイク自損事故.転倒時に頭部強打しヘルメットフルフェイスの後部に強い外力が後方より加わり第7頸椎骨折,頸髄損傷が3Dで観察できた.

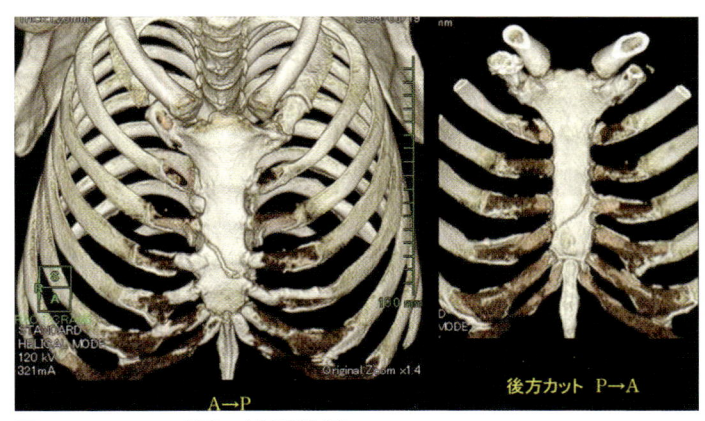

図22 ハンドル外傷(交通外傷)
意識レベル1桁.軽ワゴン車運転中に衝突事故,胸部打撲による胸痛を訴える.CTでは大きな損傷部位を認めないが3Dでは胸骨の骨折を認める.

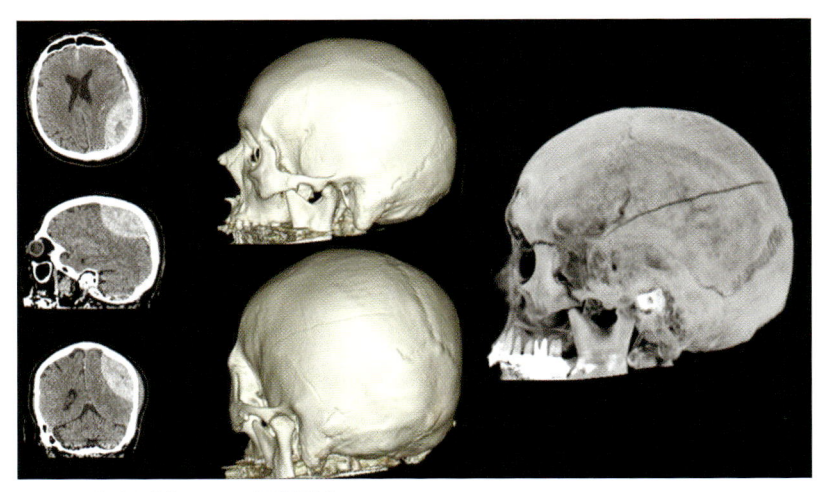

図 23 転倒外傷による頭部外傷
意識レベル 3 桁．頭蓋内は左後頭部領域に出血を認める．3D では左後頭部から左側頭骨にかけて骨折線を認める．

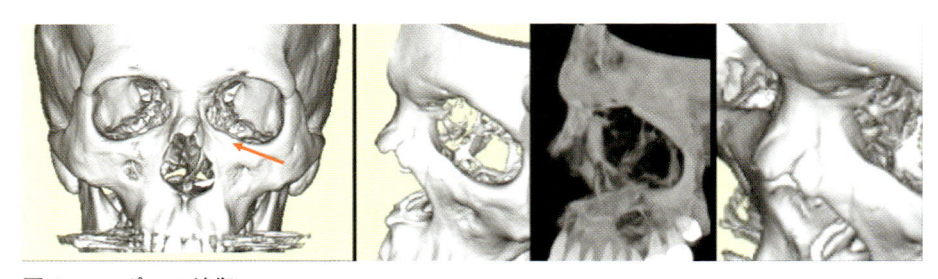

図 24 スポーツ外傷
意識レベル 1 桁．クラブ活動中（バスケットボール練習中）コート内での衝突による顔面外傷（鼻骨骨折）．3D-CT では詳細な骨折状況が容易に把握できる．

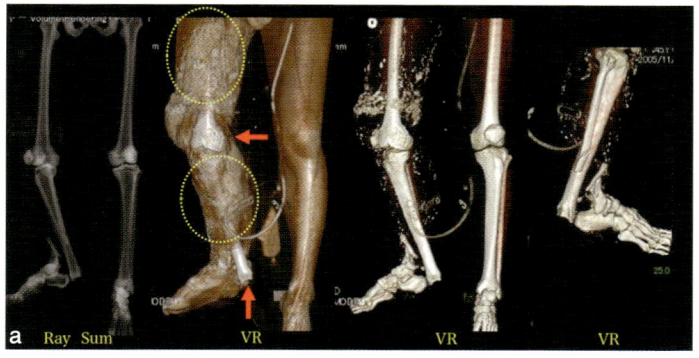

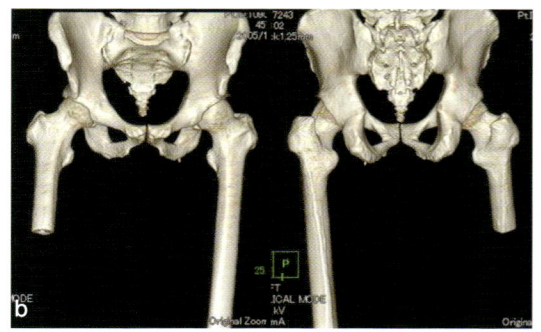

図 25 高エネルギー外傷（工事現場での事故）
意識レベル 300．ブルドーザー転倒時に足を突く．ヘリコプター搬送．
a　3D では矢印は開放骨折を認める．点線の領域は機械オイルと砂が付着しており骨と同様に表示されている．また，右足関節領域はほぼ切断状態にある．
b　右大腿中央切断術後 Follow-up 3D-CT 画像．

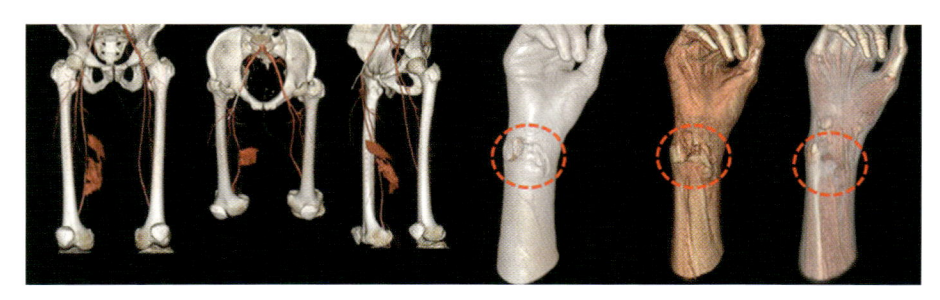

図 26 刺傷
刃物による刺傷の 3D-CTA を示す．右大腿動脈損傷により広範囲の血腫を認める．
窓ガラスによる右手関節切創の 3D-CT を示す．単純 CT では切創部の損傷による屈筋腱断裂を認める．

まとめ

　外傷初期診療に役立つ画像診断として MDCT は短時間で検査が可能でかつ，ボリュームデータを活用することで多くの情報を見出すことが可能な環境を築いたが，適切な撮影プロトコルと再構成画像処理に掛かる時間をどれだけ短縮できるかを考えながら取り組むことが重要である．

　また，MDCT は分解能の高いスキャンデータに置き換えて，わずかな異常所見の見逃しを回避できるように心がけることが必要である．身体情報および状態を確認し適切な画像情報を的確に提供できる知識を習得し，救急 CT 検査が複合画像診断となるシステムを構築し，救急医療への対応をさらに強化することが高まってきたと考える．

頭部CT（出血性病変）

　救急診療における CT 検査の役割は重要であり，多くの施設においてスクリーニングとして一般的に行われ緊急時の対応がしやすいことや禁忌事項が少ないことから MR 検査より優先し撮影が行われる．

　脳卒中の診断においても画像診断の第一選択は頭部 CT であり，これにより病巣が出血性のものか虚血性のものかの鑑別を行うこととなる．

　脳卒中の病型別頻度における出血性疾患の割合は，高血圧性脳出血 13.7%，くも膜下出血 6.4%，その他脳出血 3.0%（脳卒中治療ガイドライン 2009 より）となっており，これらの出血性疾患は発症後直ちに CT 上高吸収としてみられる明確な異常所見を呈する（図1）．

　高血圧性脳出血での好発部位は被殻（40〜50%），視床（10〜30%），皮質下（10〜20%），小脳（5〜10%），橋（5〜10%）などである．

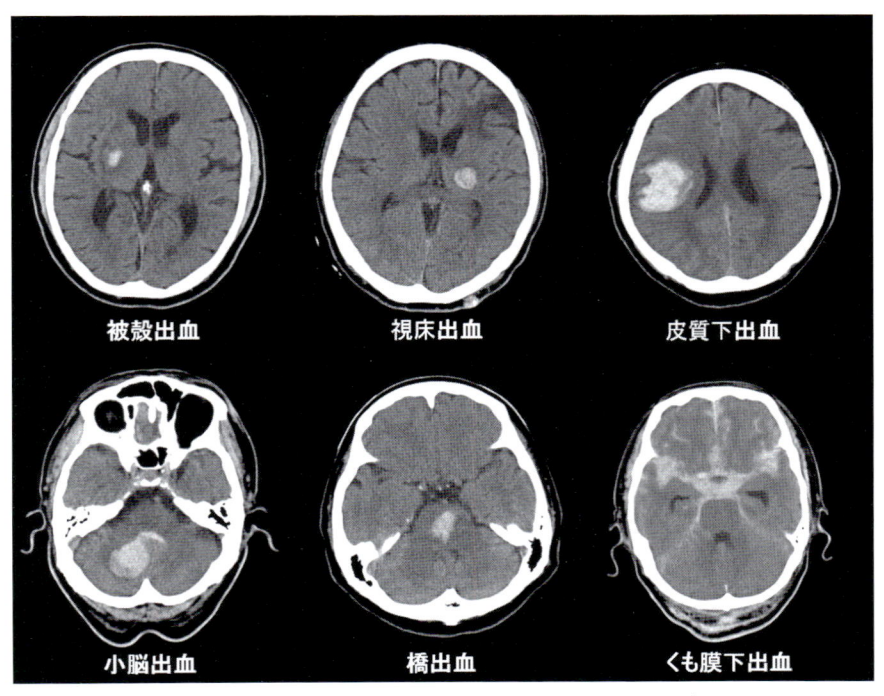

図1　出血性病変（高血圧性脳出血の好発部位およびくも膜下出血）

撮影法

- ●基本的撮影法はコンベンショナルスキャン
- ●基準線は眼窩耳孔線（OM線）
- ●スライス厚はテント上8～10mm，テント下4～5mm

撮影プロトコル

管電圧 (kV)	管電流 (mA)	回転時間 (sec/rot.)	ビームピッチ	スライス厚 (mm)	
				テント上	テント下
120	200～300	1.5	コンベ	8～10	4～5

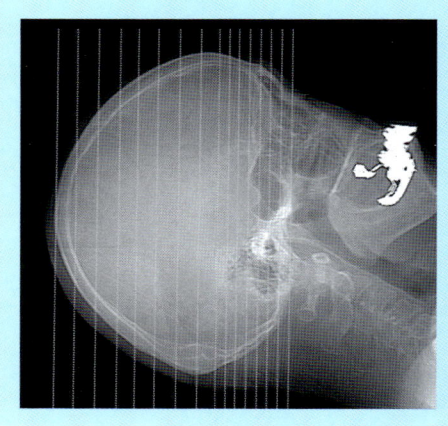

頭部CT撮影範囲と基準線

　脳血管障害急性期におけるCT撮影は出血性病変と虚血性病変の鑑別が目的となり，基本的に撮影法はヘリカルスキャンではなくコンベンショナルスキャンを用いる．

　一般的に基準線は眼窩耳孔線（orbitomeatal line: OM線）が用いられ，できるだけ基準線が垂直になるように調節し，頭部がガントリー中心になるように位置合わせをする．

　頭蓋内構造は左右対称であり左右差の比較が診断上重要となるため，ス

キャン面が左右対称となるように注意する．

テント上は 8 〜 10mm のスライス厚で撮影し，テント下は複雑な骨構造に由来するアーチファクトを軽減するため 4 〜 5mm スライス厚で撮影を行う．

意識障害

意識障害を来す疾病はさまざまであるが，麻痺や共同偏視を認めるなど中枢神経系疾患が疑われる場合や意識障害の原因がまったく予想できない場合などは頭部 CT 検査が必須となる．脳出血は早期に神経学的増悪や死に至る可能性が非常に高い救急疾患であり嘔吐や短時間での意識レベルの低下，血圧上昇を認める脳卒中患者は脳出血である可能性が高い．

重度の意識障害の患者さんを撮影する場合は常に心肺危機状態が生じる可能性を念頭に置き迅速に撮影を行う必要があり，また体動や呼吸状態により十分な固定が困難である場合も多く状況によりヘリカルスキャンでの撮影を行う．この場合は十分な脳実質のコントラストを得るために CT-AEC（CT-Auto Exposure Control）などを用いて SD が 3 〜 5 程度を目標に設定する．

ここがポイント

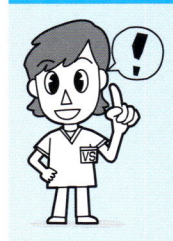

気道確保がされていない場合には，無理なあご引きのポジショニングや固定は呼吸停止をまねく恐れがあり危険である．画質やアーチファクトの問題はあっても，ヘリカルスキャンでの撮影を行う．ヘリカルスキャンのメリットであるボリュームデータから再構成を行うことで基準線に合わせた左右対称のアキシャル画像やサジタル，コロナル画像の作成を行う（図3）．

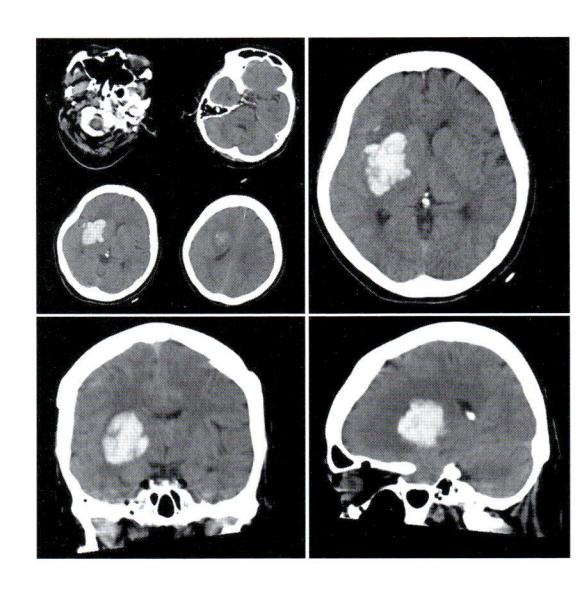

a	b
c	d

図 3 ボリュームデータによる画像再構成
a 元画像
b MPR によるアキシャル画像
c MPR によるコロナル画像
d MPR によるサジタル画像

呼吸状態が悪く，体動や麻痺により固定が困難であったためヘリカルスキャンで撮影．頭蓋底や動きによるアーチファクトが見られるが，MPR 再構成により左右対称なアキシャル画像およびコロナル，サジタル画像が作成された．

Question

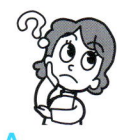

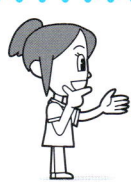

被殻出血？　視床出血？

Answer

　高血圧性脳出血の中で多く見られる被殻出血と視床出血は内包後脚の同定により診断され，内包は Monro 孔レベルの断面で軽度低吸収な"く"の字型を示し，内包後脚の外側が被殻出血，内側が視床出血と診断される（図4）．

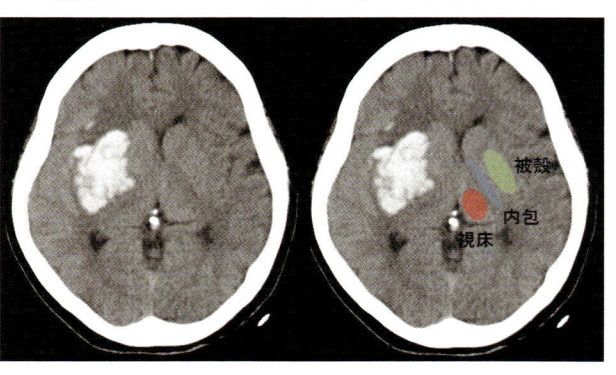

図4　内包の同定

頭　痛

　頭痛の原因は多岐にわたるが，救急でのCT撮影において最も注意すべき疾患はくも膜下出血である．くも膜下出血の急性期における診断は主にCTにより行われ出血の診断，破裂動脈瘤の部位の推測，重症度や予後の推測が主な目的となる．

　くも膜下出血発症時の典型的症状はこれまで経験したことのない激しい頭痛，嘔気，嘔吐，意識消失などである．再出血の予後はきわめて悪く，再出血を起こす時期は初回出血後24時間以内，特に発症後6時間以内が多く，これらの症状を訴えている場合にはくも膜下出血を考え慎重に撮影を行う．

　くも膜下出血は，頭部外傷によるものを除き，脳動脈瘤破裂によるものが最大の原因であり（60～80％），その他の原因としては，脳動静脈奇形破裂（10％），高血圧性脳内出血（10％），その他となっている．

　くも膜下出血のCT所見は脳底槽，シルビウス裂脳幹周囲脳槽の高吸収を呈する血腫により診断される．（**図5a**）

　少量のくも膜下出血や時間が経過したくも膜下出血では必ずしも出血が高吸収を示すとは限らず，シルビウス裂や大脳縦裂の不明瞭化などの所見が重要となり，左右対称のポジショニングが大切である（**図5b**）．

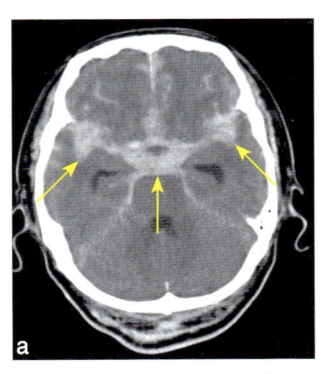

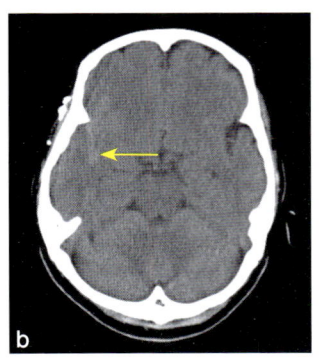

図5　くも膜下出血CT像
a　典型的くも膜下出血．脳底槽，シルビウス裂にくも膜下出血を認める（←）．
b　右中大脳動脈瘤破裂によるくも膜下出血．シルビウス裂の描出に左右差を認め，右側にわずかな吸収値上昇を認める（←）．

ここがポイント

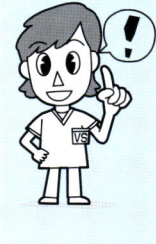

くも膜下出血の患者さんは救急車で来院するとは限らない

　歩いて救急受診や外来に来ることもあるので，主訴に激しい頭痛がある場合には注意が必要である．少量のくも膜下出血や時間が経過したくも膜下出血では血腫が髄液と混じるため高吸収を示すとは限らず脳槽や脳裂，脳溝の不明瞭化（図6，図7）や高位脳溝の血腫（図8），水頭症などの所見によりくも膜下出血が考えられるため，ペンタゴンやシルビウス裂に高吸収を示す血腫が確認できない場合においてもCT撮影後に十分画像を確認し，所見の有無を確認できるまで寝台から降ろさないよう心がける．

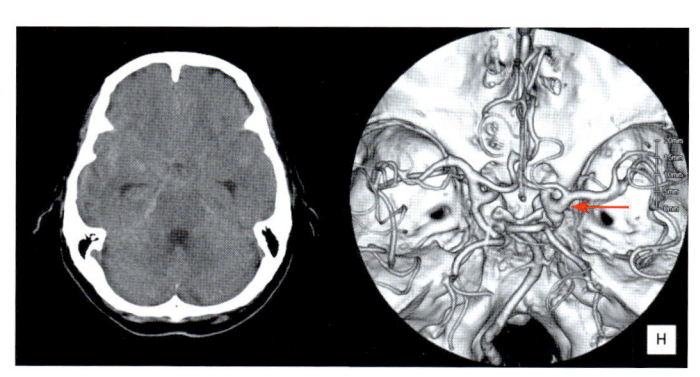

図6　右内頸 - 後交通動脈分岐部動脈瘤破裂による亜急性期くも膜下出血
脳底槽およびシルビウス裂の不明瞭化および軽度の吸収値上昇が認められる．

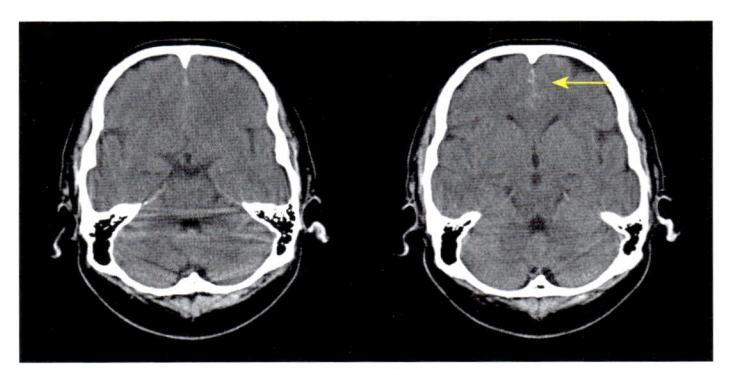

図7 前大脳動脈瘤破裂によるくも膜下出血
1週間前からの頭痛で来院. シルビウス裂や鞍上槽, 脳幹周囲には血腫所見は認めない. 前大脳縦裂に高吸収値域があり, 前大脳動脈 A2-A3 領域動脈瘤破裂が疑われる.

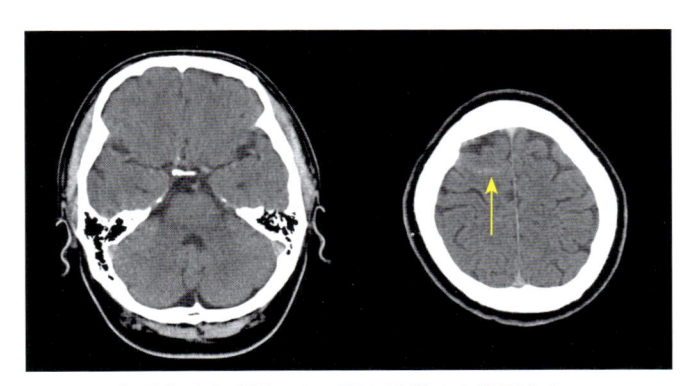

図8 右内頸動脈瘤破裂による亜急性期くも膜下出血
脳底槽にくも膜下出血は認められないが, 高位脳溝にのみくも膜下出血が認められる.

ここがポイント

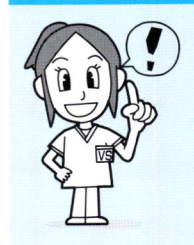

激しい頭痛等の症状によりくも膜下出血が疑われる場合, 造影剤注入用のライン確保などを予め行っておく. くも膜下出血の主な原因である破裂脳動脈瘤は高頻度に再破裂する. 再出血の予後はきわめて悪いため単純CT撮影後くも膜下出血が確認された場合は可能であれば移動せず, そのまま3D-CTAを行う.

3D-CT Angio の撮影法

- ポジショニングは，できるだけ顎を引き固定する
- 撮影は最小スライス厚で
- 造影はボーラストラッキング法で

撮影プロトコル（頭部 3D-CTA）　　　　　　　　　　　　　　（Aquilion 64 東芝）

管電圧 (kV)	管電流 (mA)	回転時間 (sec/rot.)	ビームピッチ	スライス厚 (mm)
120	300	0.75	0.641	最小の スライス厚

造影プロトコル（頭部 3D-CTA）

濃度 (mgI)	量 (mgI/kg)	注入時間 (秒)	撮影遅延時間（秒）
300〜370	240〜500	10〜20	ボーラストラッキング

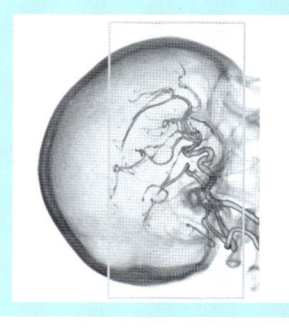

3D-CTA における撮影範囲

　脳血管性病変の診断では DSA が gold standard として従来から行われているが，マルチスライス CT の普及により低侵襲な検査法として 3D-CT Angio（3D-CTA）がその診断に用いられるようになった．くも膜下出血での破裂脳動脈瘤（図9）の診断や若年性の脳出血，好発部位以外の脳出血では脳動脈瘤や脳動静脈奇形などが原因（図10）と考えられ救急撮影での 3D-CTA が多く施行される．最近では DSA を省き 3D-CTA のみで手術を行っている施設も見られる．

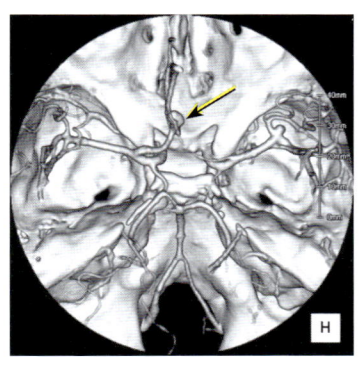

図9 前交通動脈瘤破裂によるくも膜下出血の 3D-CTA 画像

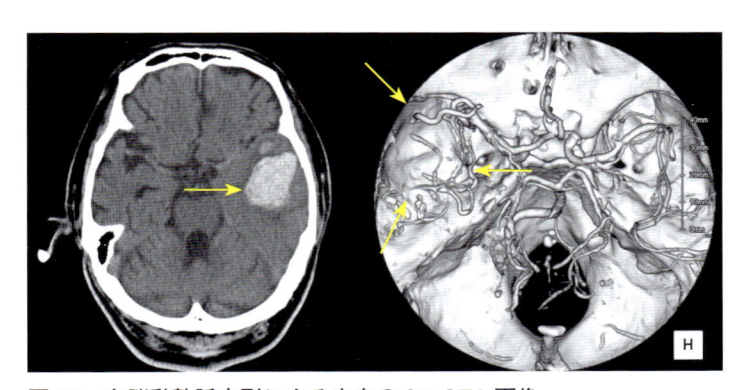

図10 左脳動静脈奇形による出血の 3D-CTA 画像

ポジショニング

　OM line が垂直となるように，できるだけ顎を引き固定することで，撮影する脳血管領域が短い範囲でカバーできる．

　救急での撮影の場合には脳動脈瘤などの病変部位が不明でありウィルス動脈輪を含め頭蓋底から前大脳動脈の遠位部まで十分に含めた撮影範囲とする．

撮影条件

　脳血管では高い体軸方向の分解能が必要となるため，使用する装置の持つ最小スライス厚を用いて撮影を行う．

造影条件

　血管の正確な形状を描出するためには目的血管の CT 値を 300HU 以上にする必要があり，造影剤の注入速度は 3mL/sec 以上の急速注入が必要となる．造影剤の総使用量は装置性能や撮影時間に合わせ調整する．64 列装置では 5 〜 8 秒程度で撮影が可能となり造影剤の減量が可能となるが，減量した場合は生理食塩水の後押しなどの工夫が必要である．撮影タイミングの決定にはテストインジェクション法とボーラストラッキング法があるが，救急撮影においては迅速な撮影が必要なためボーラストラッキング法が有用である．

画像作成

　急性期のくも膜下出血では確実な診断を行い，迅速かつ適切な再破裂予防対策が必要である．3D-CTA により破裂動脈瘤を描出し，部位や形状によりその後の治療方針（開頭手術，脳血管内治療）の決定をできるだけ速く行うため迅速な画像作成が要求される．

ここがポイント

　脳動脈瘤好発部位（図 11）を網羅できる基本的な方向でのテンプレート（図 12）を作成することにより，破裂脳動脈瘤の存在診断に必要な 3D 画像提供を迅速に行うことができる．

　基本的な方向でのテンプレートにより 3D 画像を作成し医師に提

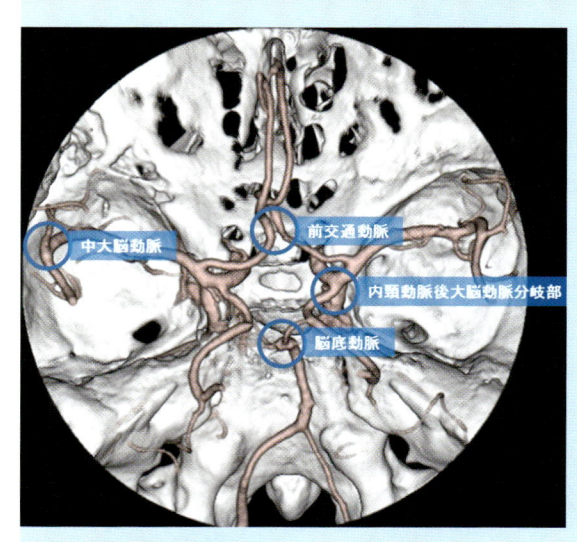

図 11　脳動脈瘤好発部位

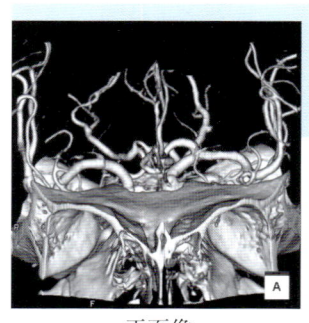

供した後に脳動脈瘤を拡大強調したターゲット画像で治療（開頭手術，脳血管内治療）を想定した3Dの作成を行い提供する．

正面像

後面像　　　　　右側面像　　　　　左側面像

上方画像　　　　上後方像　　　　　右前斜位像

左前斜位像　　　右後斜位像像　　　左後斜位像

図12　脳動脈瘤診断の基本方向テンプレート

ここがポイント

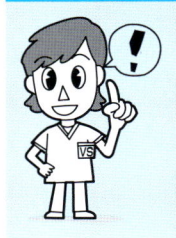

　救急での3D-CTAは24時間対応となり普段CTを使い慣れない当直者でも対応できるようにしなければならない．撮影法や造影法，画像処理についてプロトコルを作成しマニュアル化することが重要となる．図13に当院における脳血管3D-CTAマニュアルを示す．

撮影

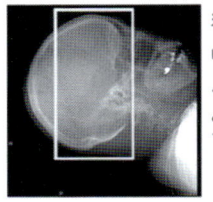

撮影範囲

眼窩上縁と外耳孔上縁を結んだ線（SMライン）が出来るだけ垂直になるようポジショニング

C1～前大脳動脈末梢まで十分に含んだ範囲を撮像する

造影条件

Activion16

注入速度：体重×0.06（例60kg：60×0.06＝3.6ml/sec）
　　　　（下限3ml/sec，上限4.5ml/sec）

注入量：注入速度×撮影時間+5sec（生食後押しあり）

Aquilion64

240mgI/kg　10sec注入（生食後押しあり）

撮影タイミング

頸部総頸動脈でボーラストラッキング
マニュアルスタート

画像作成

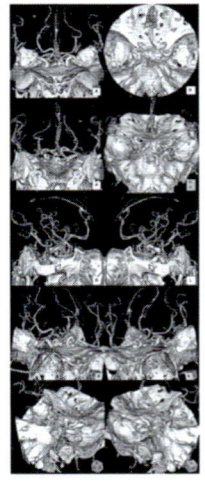

VR法に加えMIP法を作成する
ステレオ（10°）で作成する

全体像は正面，側面などテンプレートから作成する（動脈瘤検索）
（左図参照）

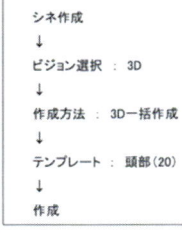

```
作成方法

シネ作成
  ↓
ビジョン選択 ： 3D
  ↓
作成方法 ： 3D一括作成
  ↓
テンプレート ： 頭部（20）
  ↓
作成
```

拡大画像は動脈瘤の形状がわかりやすい方向，OPEビューで作成
（動脈瘤診断）

再構成

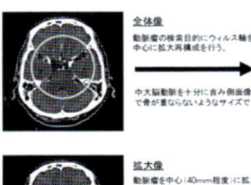

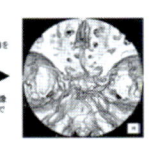

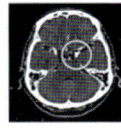

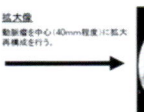

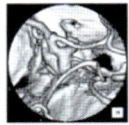

全体像

動脈瘤の検索目的にウィルス輪を中心に拡大再構成を行う

中大脳動脈を十分に含み側面像で骨が重ならないようなサイズで

拡大像

動脈瘤を中心（40mm程度）に拡大再構成を行う．

ウィルス動脈輪を中心にした全体像と病変部を拡大した2画像を作成する
IC領域の動脈瘤（頭蓋底部）はサブトラクションを行う

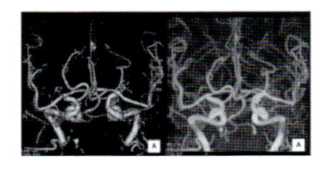

図13　当院の脳血管3D-CTAマニュアル

ここがポイント

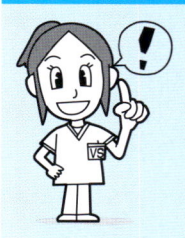

サブトラクション処理を行うことにより頭蓋底部の脳動脈瘤の描出や骨，石灰化の除去などさまざまなメリット（図15）が得られ画像作成時間の短縮や脳動脈瘤の検出効率の向上につながる．

救急での3D-CTA撮影においても状況によりサブトラクションを行うことで，そのメリットを生かした画像作成が可能となる．

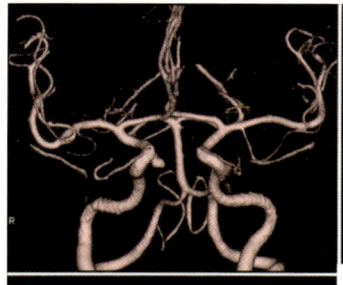

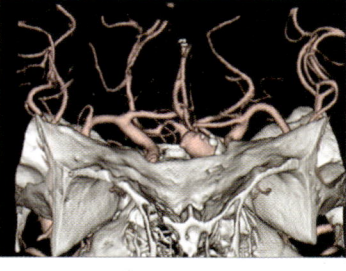

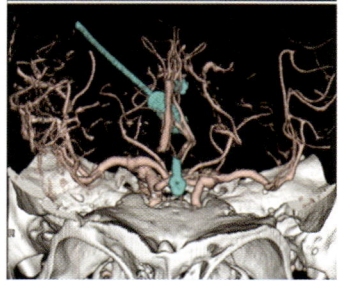

図15 サブトラクション処理によるメリット
a 頭蓋底部の動脈描出
b 石灰化，骨の表示
c クリッピング術後
・動脈瘤の検索が容易になる
・頭蓋底部に存在する動脈瘤の描出
・骨・石灰化・クリップの除去
・血管・骨・石灰化の色分け表示

Question

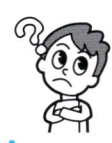

破裂したときの対応は？

Answer

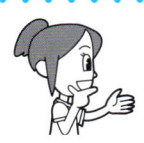

破裂脳動脈瘤によるくも膜下出血での再破裂による予後は極めて悪い．再出血を起こす時期は初回出血後24時間以内，特に発症6時間以内が多く，常に再破

裂の予防を考えながら慎重に検査，撮影を行う．撮影時は呼吸管理，血圧管理，Sedationなどを十分に行い，再破裂したときに対応できるよう脳外科医師立ち会いでの撮影が望ましい

Question

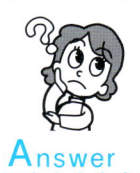

ボーラストラッキング法を用いて撮影を行いましたが十分な造影効果が得られません．

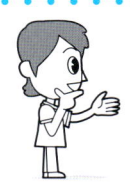

Answer

頭部3D-CTAではモニタリングの位置を総頸動脈部に設定することが多いが，くも膜下出血による頭蓋

総頸動脈目視　　　　　内頸動脈終末部目視
（delay45，147HU）　　（delay54秒，480HU）

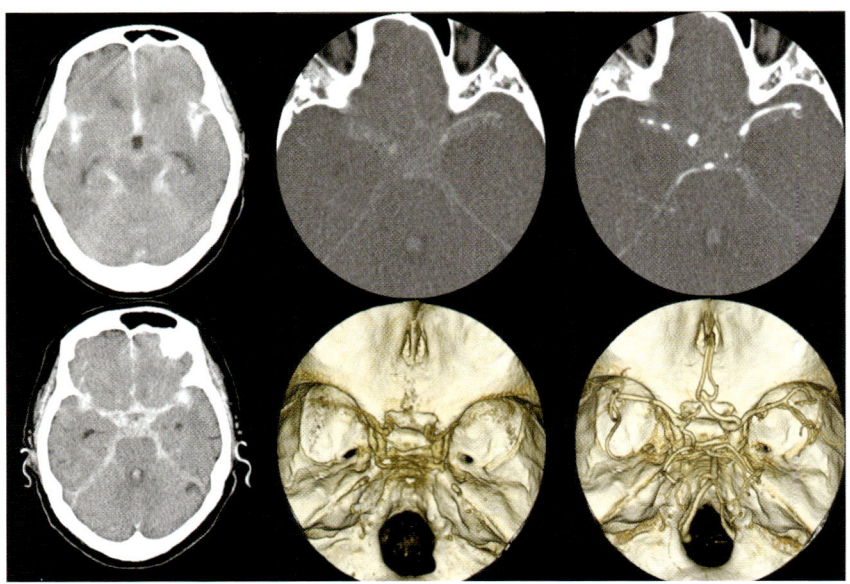

図16　前交通動脈瘤破裂によるくも膜下出血
JCS300．グレードV．総頸動脈モニタリングでは頭蓋内圧亢進のため十分な造影効果が得られていない．内頸動脈終末部モニタリングで撮影することにより良好な3D-CTAが撮影されている．（倉敷中央病院　山本浩之様の御提供による）

内圧が亢進している状態では総頸動脈部モニタリングを行って撮影をスタートしても脳血管に十分な造影剤が到達していないことがあります（図16）．このような場合には，頭蓋内の内頸動脈終末部（C1）付近でモニタリングを行ったほうが良いでしょう．

ここがポイント

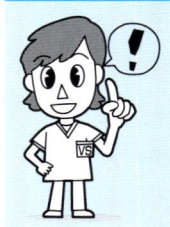

脳動脈瘤は1個だけと思わない（図17）．多発の場合も多く（20%），1個の動脈瘤を見つけても好発部位をくまなく観察し他の部位に無いかを確認する．

血腫の位置に惑わされ他の動脈瘤の存在を見落とさないよう注意が必要である．（図18）

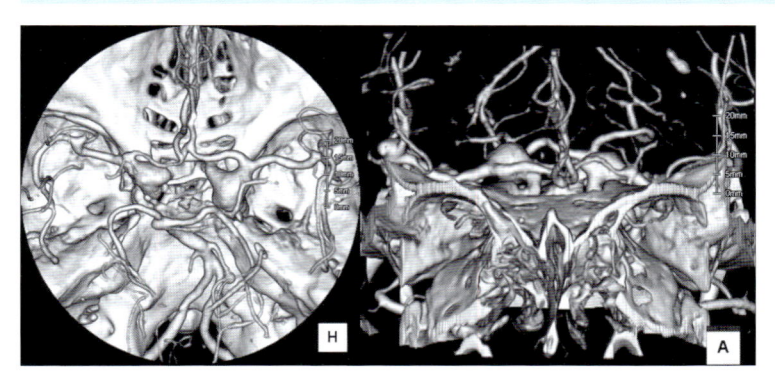

図17　多発脳動脈瘤の3D-CTA画像
左右の内頸動脈，中大脳動脈および前下小脳動脈に動脈瘤を認める．

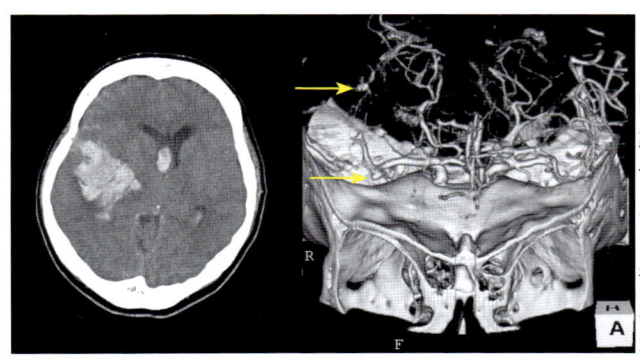

図18　右中大脳動脈抹消動脈瘤破裂により脳出血を伴ったくも膜下出血
血腫の位置により3D-CTAでの診断時に右中大脳動脈瘤のみ診断を行い，破裂動脈瘤である末梢部の診断が遅れてしまった症例．

Question

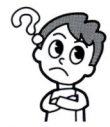

3D-CTA を撮影しましたが，動脈瘤が見つかりません．

Answer

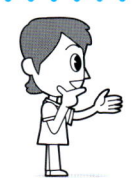

非外傷性くも膜下出血の原因の多くは脳動脈瘤の破裂で約 70 〜 80％を占めています．脳動静脈奇形の破綻によるものが 5 〜 10％，次いで，もやもや病や高血圧性脳出血からの出血となります．

一般的に急性期，2 週間以降の 2 回の脳血管撮影を行って出血源が同定されない場合には原因不明のくも膜下出血と呼ばれ，全体の 5 〜 10％とされます．

画像作成時に脳動脈瘤が見つからない場合は原因不明のくも膜下出血が考えられ，好発部に脳動脈瘤が確実に無いことを証明できる 3DCTA の画像作成が重要となります．

ここがポイント

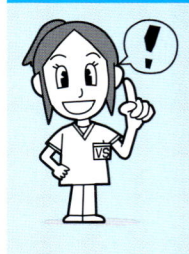

予後によく相関するのは，発症時の意識障害の程度であり，これを正確に評価することも重要である．発症後に予後を悪化させる因子としては再出血と遅発性脳血管攣縮が重要であり，特に再出血は高率に予後を悪化させる．くも膜下出血患者の治療方針を決定するにあたっては，その重症度の判定が重要である．くも膜下出血の重症度分類には Hunt and Hess 分類，Hunt and Kosnik 分類，世界脳神経外科連合（WFNS）による分類などがあり，いずれも国際的に活用されている．CT によるくも膜下出血の重症度分類は，脳血管攣縮の出現を予測するうえで重要となり Fisher 分類が用いられる．（次頁）

Hunt and Hess 分類（1968）	
Grade Ⅰ	無症状か，最小限の頭痛および軽度の項部硬直をみる
Grade Ⅱ	中等度から強度の頭痛，項部硬直をみるが，脳神経麻痺以外の神経学的失調はみられない
Grade Ⅲ	傾眠状態，錯乱状態，または軽度の巣症状を示すもの
Grade Ⅳ	昏迷状態で，中等度から重篤な片麻痺があり，早期除脳硬直および自律神経障害を伴うこともある
Grade Ⅴ	深昏睡状態で除脳硬直を示し，瀕死の様相を示すもの

Hunt and Kosnik 分類（1974）	
Grade 0	未破裂の動脈瘤
Grade Ⅰ	無症状か，最小限の頭痛および軽度の項部硬直をみる
Grade Ⅰa	急性の髄膜あるいは脳症状をみないが，固定した神経学的失調のあるもの
Grade Ⅱ	中等度から強度の頭痛，項部硬直をみるが，脳神経麻痺以外の神経学的失調はみられない
Grade Ⅲ	傾眠状態，錯乱状態，または軽度の巣症状を示すもの
Grade Ⅳ	昏迷状態で，中等度から重篤な片麻痺があり，早期除脳硬直および自律神経障害を伴うこともある
Grade Ⅴ	深昏睡状態で除脳硬直を示し，瀕死の様相を示すもの

WFNS 分類（1983）		
Grade	GCS score	主要な局所神経症状（失語あるいは片麻痺）
Ⅰ	15	なし
Ⅱ	14〜13	なし
Ⅲ	14〜13	あり
Ⅳ	12〜7	有無は不問
Ⅴ	6〜3	有無は不問

Fisher 分類		脳血管攣縮発生率
group1	出血なし	30%
Group2	びまん性に 1mm 以内の薄い出血	40%
Group3	限局性の血塊あるいは 1mm 以上の厚い出血	100%
Group4	脳内血腫あるいは脳室内出血を伴う	40%

頭部CT（脳梗塞）

　脳梗塞は脳動脈の閉塞や狭窄によって脳組織に虚血が起こり，やがて脳細胞が壊死を生じる状態であり，脳卒中全体の約70%を占める．発生機序は血栓性，塞栓性，血行力学性に分類され，臨床分類的にはアテローム血栓性脳梗塞，心原性脳塞栓，ラクナ梗塞に大別される．アテローム血栓性脳梗塞は内頸動脈狭窄症に代表されるように，動脈硬化を起因とするプラーク（粥腫）によって狭窄を生じたり，血栓の遊離によって脳動脈が閉塞した状態をいう（図1）．心原性脳塞栓は心房細動に起因する場合が多く，血流停滞によって左房内に形成された血栓が遊離して脳動脈の閉塞を引き起こした状態をいう（図2）．ラクナ梗塞は穿通枝動脈のような細い脳動脈が閉塞して起こる，大きさが1.5cm以下の小さな脳梗塞のことをいう（図3）．脳梗塞の継時的変化は発症後3～6時間以内を超急性期，発症後3日目ぐらいまでを急性期，2週間目くらいまでを亜急性期という．

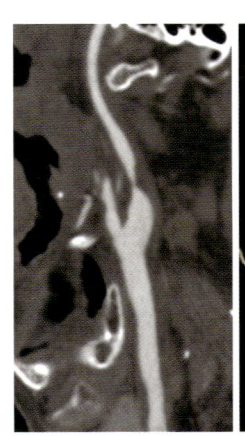

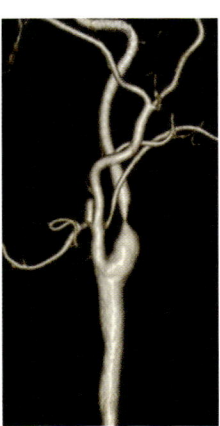

図1　内頸動脈狭窄症

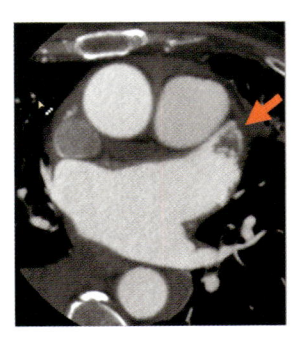

図2　左房内血栓

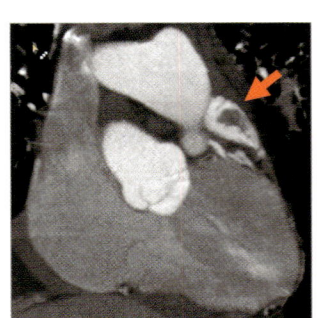

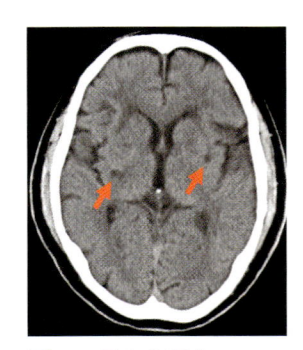

図3．ラクナ梗塞

撮影法

- 脳梗塞の治療は時間との闘い
- 単純 CT では early CT sign をとらえることが重要

撮影プロトコル				
管電圧（kV）	管電流（mA）	回転時間（sec/rot.）	スライス厚（mm）	
			テント上	テント下
120	200〜400	1〜2	3〜5	8〜10

単純 CT では，超急性期の細胞性浮腫の検出は難しく，急性期で血管性浮腫によって低吸収を呈するようになる．そして，亜急性期で脳実質と等吸収となり，その後は髄液濃度と同等の低吸収となる（図4）．

脳梗塞の治療は「Time is Brain」と言われるように，時間との闘いである．超急性期脳梗塞では，血栓溶解療法（rt-PA 静注，脳血管内治療）によって可逆性の脳虚血が回復する可能性があり，その適応を判定するには単純 CT による初期虚血変化（early CT sign）をとらえることが重要となる．

Early CT sign はレンズ核の不明瞭化，島皮質の消失，皮髄境界の不明瞭化，脳溝の消失と hyperdense MCA sign と呼ばれる中大脳動脈の塞栓子の高吸収化がある（図5）．Early CT sign は不可逆性の細胞壊死を反映していると考えられているが，超急性期での識別は容易でないため，撮影条件，スキャン方式や画像スライス厚を考慮し，識別可能な画質を確保することが重要である．

超急性期　　　　　　急性期　　　　　　亜急性期

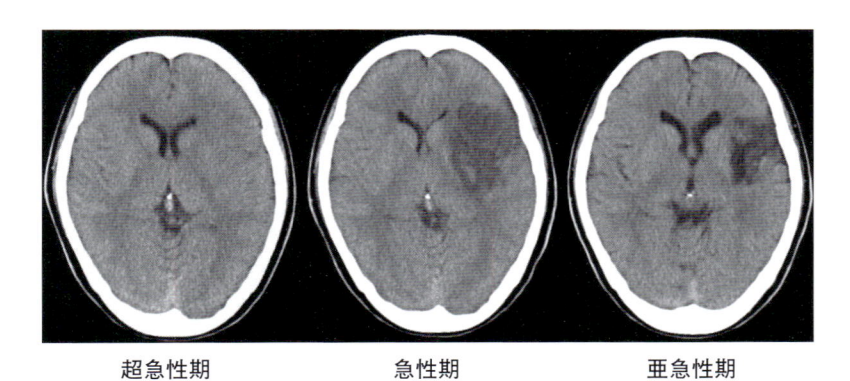

図4　脳梗塞の経時的変化

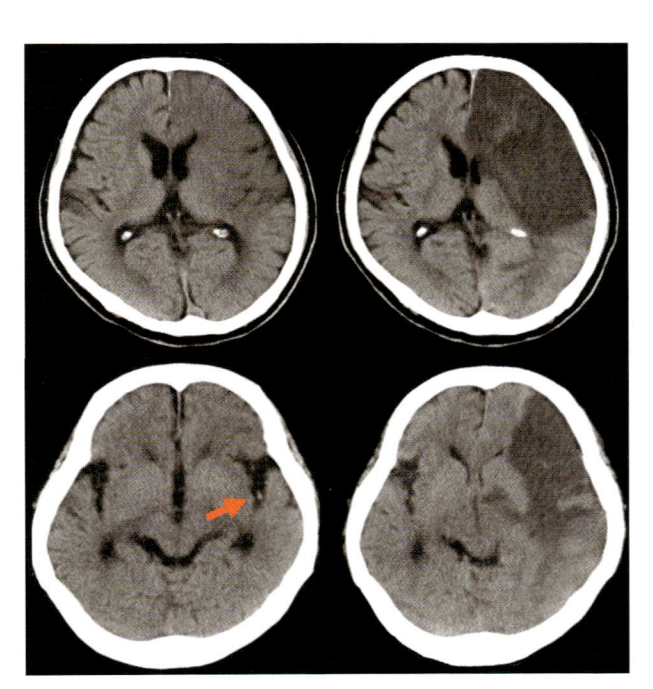

図5　Early CT sign（矢印はhyperdence MCA sign）
a　発症6時間後
b　aの3日後
c　発症4時間後
d　cの3日後

a	b
c	d

CT perfusion

　灌流画像である CT perfusion は非拡散性トレーサである造影剤を用いた脳血流評価法である．脳血流量（cerebral blood flow: CBF）は低血流領域の検出，脳血液量（cerebral blood volume: CBV）は自己調節機能の検出，平均通過時間（mean transit time: MTT）は血流遅延領域の検出を行っている（図5）．CT perfusion は単純 CT に引き続き，簡便に脳血流評価が可能であり超急性期脳梗塞における血栓溶解療法の適応判断に有用であると思われるが，撮影範囲や被ばく線量の問題などがあり普及していないのが現状

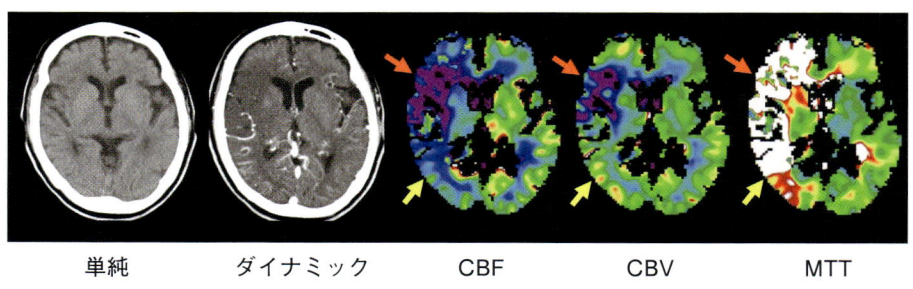

単純　　　ダイナミック　　CBF　　　CBV　　　MTT

図5　CT Perfusion による脳血流解析

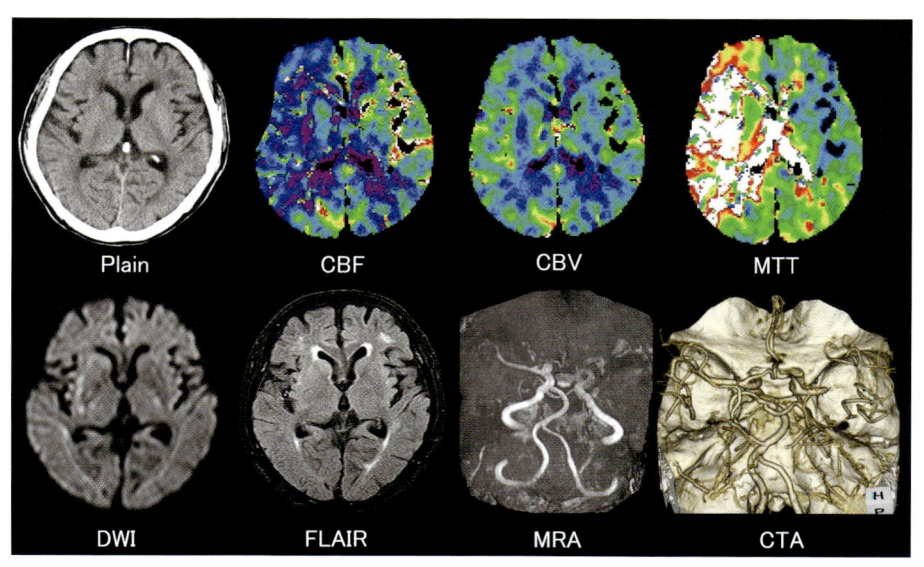

Plain　　CBF　　CBV　　MTT
DWI　　FLAIR　　MRA　　CTA

図6a　超急性期脳梗塞症例（発症3時間後，80代男性，心房細動あり）

である（図6）．

　近年，面検出器 CT の登場によって，1回の検査で単純 CT，CT angiography，全脳 CT perfusion が可能となっており，今後の超急性期脳梗塞における血栓溶解療法の適応判定としての大きな役割が期待されるものと思われる．

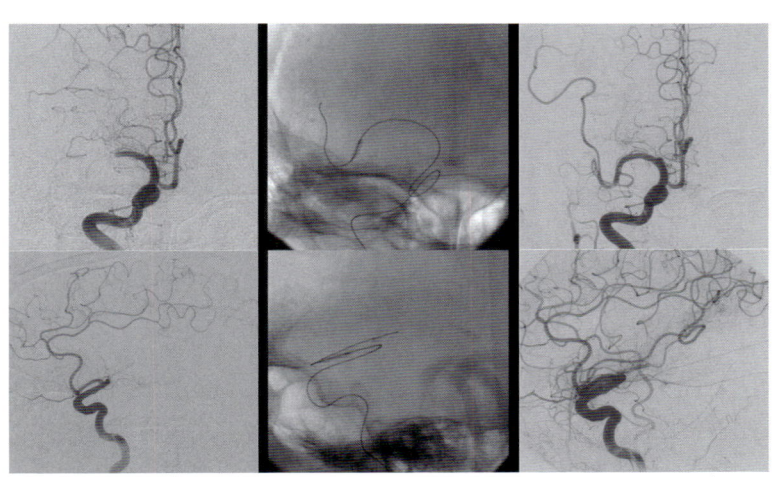

図 6b　血栓溶解療法（脳血管内治療にてウロキナーゼ 48 万単位動注）

発症 3 時間後（治療前）　　3 日後（治療後）　　3 週間後

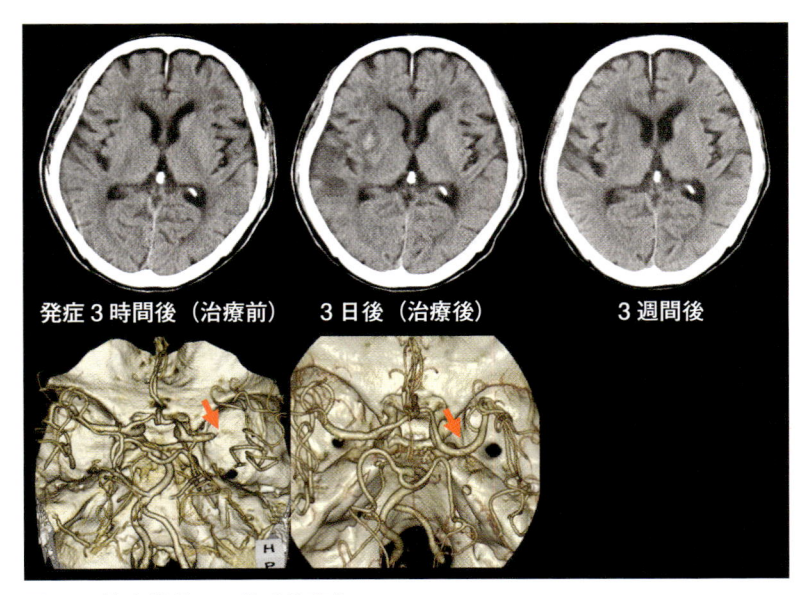

図 6c　治療前後での継時的変化

頭部MRI

　緊急 MRI で頭部の依頼がある場合のほとんどは，急性期脳梗塞あるいは椎骨動脈の動脈解離疑いの場合が多い．一般的には頭部 CT 検査が第一選択として行われることが多く，ASIST – JAPAN でも急性期脳梗塞の診断（特に rTPA 適応の場合）は CT で行うべきと推奨している．MRI では，拡散強調画像と MRA が主であり，出血の有無の検索に FLAIR か T2* を追加するのが一般的である．いずれにしても，続く治療のことも考慮して短時間で検査を終わらせることが重要である．

検査前のチェック

　脳疾患は，患者の意識が鮮明でない場合が多く，MRI 検査禁忌項目に対する患者への直接の質問が困難な場合が多い．その場合，家族に問診することもあるが，不確かなことも多いため，検査を行う場合は検査依頼医と慎重な討議のうえ，事故が起こった場合の責任の所在を明確にしてから検査すべきである．患者の意識が鮮明な場合は患者が検査室に到着したら，氏名を確認し，ペースメーカの有無，脳動脈クリップの有無，人工内耳の有無を再確認する（「緊急の MRI 検査で注意すべきこと！（1 頁）」参照）．ヘアピン，イヤリング，入れ歯は必ずはずしてもらい，衣類に金属がある場合は更衣をさせる．（たぶん大丈夫だろうは，禁物）．

　検査室への移動のストレッチャや車いすも非磁性体のものに乗り換える．酸素ボンベはもちろんのこと，点滴台や膿盆も持ち込まないよう，スタッフに注意を促す．

ここがポイント！

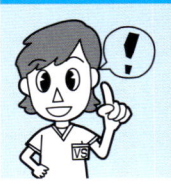

頭部疾患の場合，急に呼吸停止や心停止が起こることがあります．ガントリ内の患者の様子は見づらいですが，患者モニタを絶えずチェックしておく必要があります．また MRI 対応型のパルスオキシモニタや呼

> 吸同期用の腹帯を装着するなどして，検査中モニタを
> しておくと緊急事態に早く対応できます．

ポジショニングとコイルの設定

　湾背等の患者でヘッドコイルに頭が入らない場合は，臀部の下に枕などを入れて持ち上げるのが効果的．それでも無理な場合は，他のコイルを使用する．CPタイプのヘッドコイルや挟み込み式のアレイコイルでも撮像可能である．ボディコイルでもSNRが悪くなるが，撮れないことはない．

　頭部のポジショニングは，図1のように設定するのが一般的．またMRAのポジションニングは，図2のように設定する．椎骨動脈解離疑いの場合のMRAは椎骨動脈が多めに入るように，少し下めにポジションするほうがよい．

　必ず緊急バルブを持たせて，なにか具合が悪いことが生じた場合に，バルブを握って知らせるよう説明する．また大きな音がすることも説明しておく．

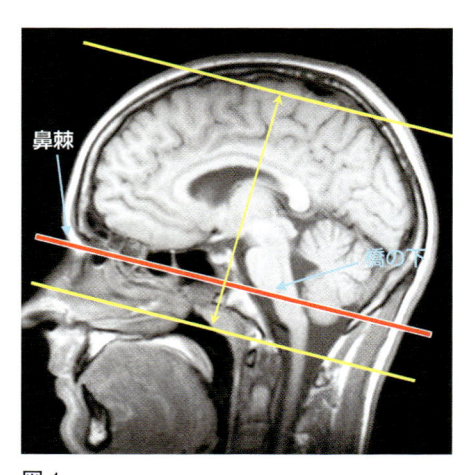

図1
　鼻棘と橋の下を結ぶラインに平行に，大脳の上から小脳の下までを含めるようにポジショニングする．

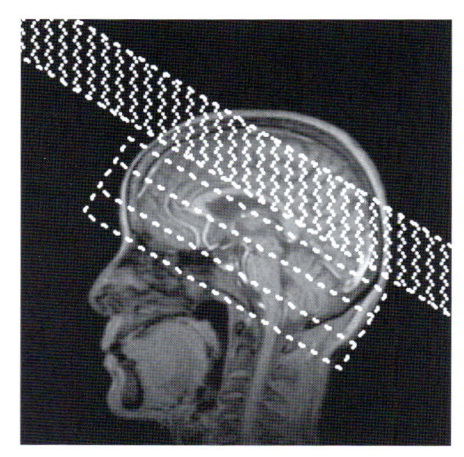

図2　MRAのポジショニング
　小脳が含まれるようにして鼻棘を下縁にする．

撮像シーケンス

基本的な撮像シーケンス
- 拡散強調画像横断面
- 頭部 MRA
- FLAIR

追加撮像
- T2*,BPAS,拡散強調画像冠状断面

還流画像(perfusion)を撮像する施設もあるが,緊急検査としての妥当性は現在研究中である.

Question

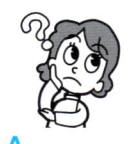

BPAS って何ですか?

Answer

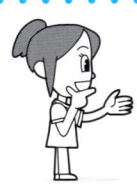

MRA での撮像法は TOF が一般的です.この TOF は流れているものを高信号で描出します.描出が無い場合は,狭窄や閉塞,解離で流れが遮断されて描出されていないのか,元来血管が細いため描出されていないのかがわかりません.これらは,椎骨動脈でよく見られます.椎骨動脈は元来左右差があることが多いからです.このような場合に T2 強調画像を椎骨動脈に平行に厚いスライス厚で撮像すると,流れには関係なく血管が描出されますので,描出が不明な原因がわかります.このような場合の,厚いスライス厚の T2 強調画像は BPAS(Basiparallel Anatomic Scanning)[1] と呼ばれています(図10).

こんなアーチファクトが出たら

　MRIにアーチファクトは付き物．出ないようにすべきだが，出た場合の対処法を知っておくと便利である．撮像した画像で，次のようなアーチファクトが出た場合の対処法を示す．

a）折り返しアーチファクト

　追加撮像で冠状断面を撮る場合に，横断面を撮像したシーケンスの断面だけを変えると，位相エンコードが頭尾方向になることがある．このような場合に上下に折り返しが生ずる．対処法は，位相エンコードを左右に設定しなおすことである（図3）．

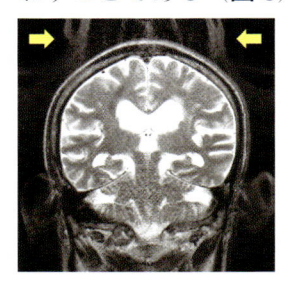

図3　折り返しアーチファクト
撮影部位より下の頸部が頭部上方に折り返っている（矢印）．

b）モーションアーチファクト

　意識が鮮明でない患者は，頭部の動きにより，図4aに示すようなモーションアーチファクトが出現する．ワンショットのFSEによりアーチファクトの目立たない画像が撮像できるが，コントラストは劣化する．最近の撮像技術で，収集データをk-space上でプロペラ状で充填し，さらに体動補正アルゴリズムを加味したPROPELLER（BLADE，multi vane等，装置メーカにより呼称が異なる）を使用することにより優れた画像を得ることができる（図4b）．

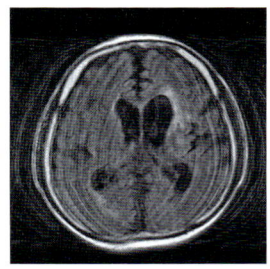

図4　モーションアーチファクト
a　体動により動きによるアーチファクトが出現している．緊急検査の場合は，よく遭遇する．しっかり固定することが最重要．可能ならば撮像時間を短くする．

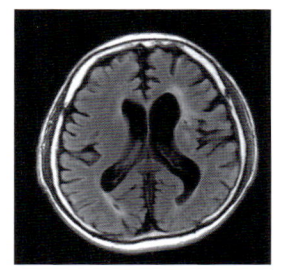

b　aでアーチファクトが目立つため，続けて BLADE を使用して撮像した FLAIR 画像．撮像中体動はあるが，体動補正ソフトにより静止した画像が得られる．

c) メタルアーチファクト

　図5のような歪みを伴う欠損があればメタルアーチファクトと考えてよい．取り除ける場合は，取り除く．体内のもので脳内や眼球内に金属がある場合は，検査を中止すべきである．

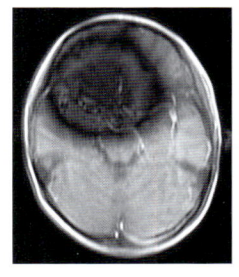

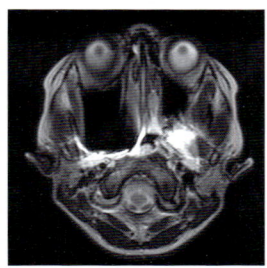

図5　磁化率アーチファクト
a　歯の矯正器具によってアーチファクトが発生している．
b　歯の矯正器具によってアーチファクトが発生している．

ここがポイント！

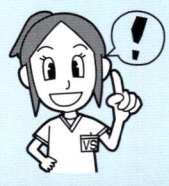

　橋や脳幹部の脳梗塞は横断面より冠状断面や矢状断面の方が検出しやすい場合が多いです．横断面でなにか疑わしい場合は，躊躇せず冠状断面等を追加すべきです（図6）．

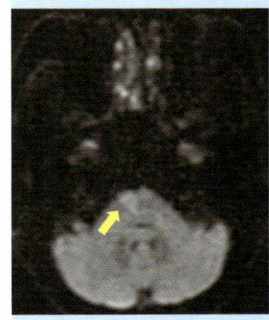

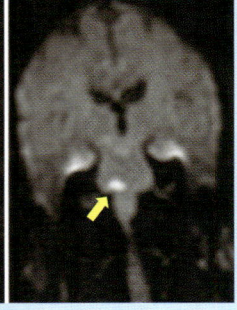

図6　拡散強調画像の冠状断面を追加撮影
　拡散強調画像の冠状断面を追加撮影することにより，梗塞部位が明瞭に判別可能となる．
（MOOK 医療科学「専門技師の役割と未来　極める」2010．より提供）

拡散強調画像　　拡散強調画像冠状断面

代表的な疾患画像

脳梗塞

よく知られているように、右側に麻痺等の症状がある場合は、反対側の左脳に病変が存在する。EPI-DWI は磁化率の違いによるアーチファクトが脳の周辺部（特に空気と接する箇所）に出やすいので、病変と間違えないようにする（図7，図8）。

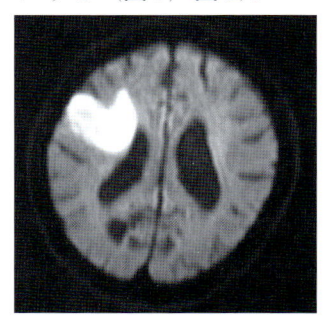

図7　急性期脳梗塞の拡散強調画像（発症後5時間）

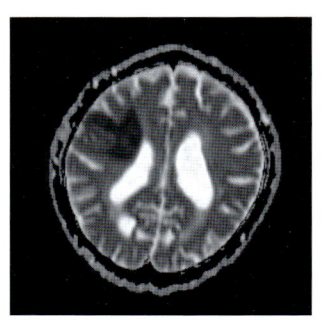

図8　急性期脳梗塞の ADC マップ画像（発症後5時間）発症部位が拡散制限を受けて信号が低下する．

椎骨動脈の動脈解離

正常でも椎骨動脈は太さに左右差があることが多いので、元来細いのか、プラーク等で狭小化しているのか解離が起きているのかの判断がむずかしい。MRA の元画像を見ることは診断上非常に重要である。また上述したが、BPAS や狭小化部位の薄いスライス厚での T2WI 画像も有効である（図9～12）。

図9　右椎骨動脈解離の MRA
右椎骨動脈が描出されていない．

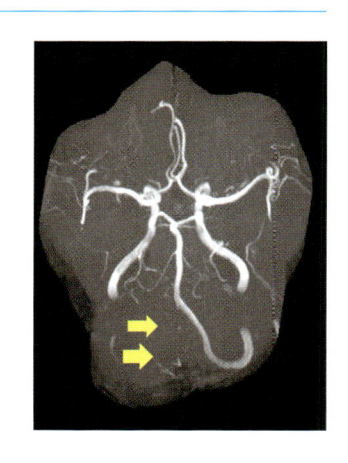

100

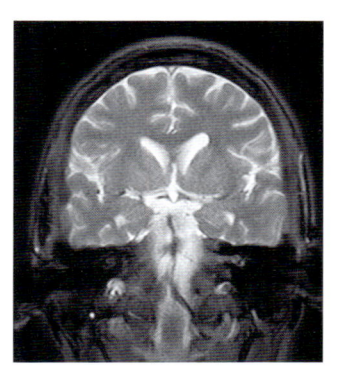

図10 右椎骨動脈解離のBPAS
右椎骨動脈が拡張して描出される．

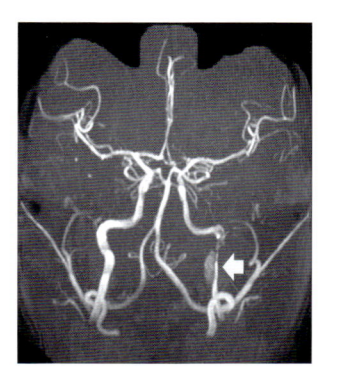

図11 左総頸動脈の解離
（矢印）のMRA

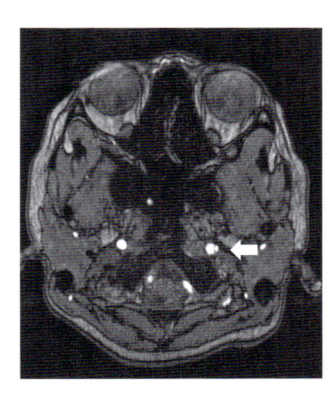

図12 図11の左総頸動脈の解離
（矢印）の元画像

最後に

　くどいようですが，MRIはスイッチさえ押せば，それなりの画像はとれます．重要なことは，事故を起こさないことです．最後まで気を抜かないで，検査を行ってください．特に周りのスタッフには目を光らせてください．

頸部CT

検査時の基本的注意事項

■バイタルサインと全身状態の観察

　気道の確保は，外傷診療ガイドライン JATEC™ [1] において，最優先すべき蘇生行為に位置づけられているように，舌下・顎下間隙に生じる炎症性病変，進行性の腫瘍性病変，および造影剤のアナフィラキシー反応による急速な喉頭浮腫などでは，気道閉塞を来すこともあり，非外傷であっても救急対応を要することに変わりはない．このような病態が想定される場合，気管挿管や緊急気管切開の準備，酸素の投与，静脈ラインの確保，心電図や酸素飽和度モニタの装着を行い，バイタルサインと全身状態を観察し検査の進行を決定する．

Question

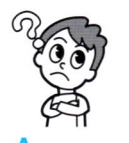

　気道の評価について，どのような点に注意し観察すればよいですか？

Answer

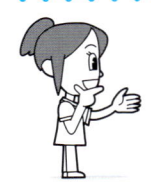

　「息苦しくないですか？」「どこか痛いところはないですか？」などと話しかけ明瞭に発語があるときは気道の解放を意味しますが，酸素飽和度の低下，気道のゴロゴロ音，狭窄音，嗄声（※1），陥没呼吸（※2）は気道閉塞の徴候で緊急対応を要します．Stridor（上気道閉塞によって起こる吸気時の喘鳴（※3）），チアノーゼ，1分間に30回以上の頻呼吸，奇異呼吸，冷汗，不穏は，上気道閉塞の所見です．また，座ったほうが楽な呼吸が可能な場合や，やや前傾姿勢で顎を突き出す形で座っている場合も上気道閉塞の初期症状とされ

ます[2]．乳幼児の場合，咽頭，上気道は内腔が狭く，また気道分泌物の喀出を積極的にできないため，急速に気道閉塞に移行するため注意が必要です．

※1　嗄声：かすれ声
※2　陥没呼吸：吸気時に胸壁が凹むもので，胸壁が未完成な新生児や未熟児に呼吸障害が起こると，胸郭の中が強い陰圧になるため生ずる呼吸．肋間腔，剣状突起部，胸骨部，横隔膜に沿った部分が陥没する．
※3　喘鳴：呼吸に伴って，「ぜいぜい」とか「ヒューヒュー」と息切れとともに起こる異常な呼吸音．

症状の観察

表1に代表的な頸部疾患と症状を示す．症状が重複する疾患も多く，のどの痛みなど症状が同じでも疾患によっては危険性が異なる（表2）ため，鑑別診断には病歴，理学的所見，血液生化学所見，内視鏡所見，画像診断などから総合的に行う．口腔・咽頭・喉頭の観察では，発熱，呼吸不全，頸部痛，のどの痛み，咽頭の発赤，扁桃の腫脹発赤，膿や白苔の付着，扁桃の変位（扁桃周囲膿瘍），咽頭後壁の腫大（咽後膿瘍）などを確認する．「症状が強いわりには咽頭の所見が乏しい」というときには，喉頭以下の病変（喉頭蓋炎など）や食道，頸部の病変を考える．急性扁桃炎では40℃近くになることもあるが，体温が38.5℃以上の場合は敗血症を考慮する．急性喉頭蓋炎では嗄声だけでなく，会話時のゆっくりした弱々しい短時間の発声（muffled voice）が特徴的である[2]．頸部の皮膚に排膿や発赤があれば，頸部膿瘍や頸部の壊死性筋膜炎を考えなければならない．後頭部から後頸部にかけての痛みは椎骨動脈解離性動脈瘤を疑う症状であり，生命を脅かす危険性の高い病変である．

表1 主な頸部疾患と症状

疾患名	症状
扁桃周囲膿瘍	のどの痛み，扁桃の偏位，先行する急性あるいは慢性扁桃炎の病歴，頸部痛，抗菌薬で制御不可能な扁桃部腫脹（浮腫），こもった声質，持続性の発熱，咬痙（開口障害）
咽後膿瘍	のどの痛み，咽頭後壁の腫大，高熱，咽頭痛，頂部硬直
喉頭浮腫	吸気喘鳴，粗い声質，嗄声，咳，嚥下障害，異物感あるいは呼吸困難，感染では発熱
喉頭蓋炎・声門上炎	のどの痛み，急速に進む流涎，咽頭痛，発熱および気道閉塞症
石灰沈着性頸長筋炎	頸部痛，嚥下障害，嚥下痛，硬直，頸部可動域の制限，後頭部痛，微熱
頸部膿瘍，蜂窩織炎	のどの痛み，重度の頸部痛，項部痛と硬直，発熱，頸部の皮膚に排膿，発赤
リンパ節転移	無痛性，硬い円形腫瘤
悪性リンパ腫	通常は両側性，夜間発汗，発熱，体重減少，掻痒症
頸部リンパ節炎	のどの痛み，感染症状，頸部上部・中心前部・顎下部の片側性の腫脹，リンパ節の腫大，頸部痛，圧痛，頸部可動域制限，上気道あるいは歯の先行感染の既往
壊死性筋膜炎	頸部の皮膚に排膿や発赤
Ludwigアンギーナ	舌の挙上，嚥下困難，発音障害，時に気道障害
唾石症	食後の腺部腫脹と疼痛，炎症により腫大化
椎骨動脈解離性動脈瘤	後頸部から後頭部にかけての頭痛
海綿状血管腫	皮膚色の変化，静脈の怒張（ふくれ），出血で急激な痛み

表2 のどの痛みを訴える疾患

感染症・炎症	比較的よくみられる疾患あるいは生命の危険性が低い疾患 　　咽頭炎，喉頭炎，扁桃炎，気管支炎，食道炎，甲状腺炎， 　　頸部リンパ節炎，耳下腺顎下腺炎
	見落とすと生命の危険性が高い疾患 　　扁桃周囲膿瘍，咽後膿瘍，急性喉頭蓋炎，頸部膿瘍，縦隔炎， 　　小児クループ
	その他（頸椎椎体炎，ベーチェット病）
新生物	咽頭癌，喉頭癌，舌癌，甲状腺癌，食道癌，カポジ肉腫（HIV陽性患者）
心血管疾患	心筋梗塞（のどが締めつけられるような痛み）
環境因子によるもの	外傷，異物，熱傷，化学薬品，有毒ガス，金属ヒュームなど

ポジショニングの基本

　正中線がスライス面と直行するようにガントリ中央にポジショニングする．頸部は基本的に左右対称の解剖構造であり，異常所見の検出には左右対称のポジショニングが有効である．ただし痛みによりポジションが限定される場合は無理をせず，1mm以下のスライス厚で撮影しmulti planner reconstruction（MPR）で補正する．感染による炎症性疾患など圧痛を伴う場合，患部には触れないよう配慮する．金属性のアーチファクト対策として，義歯，ネックレス，イヤリングを外す．心電図の電極もスキャン領域外に付け直すのが望ましい．外せない義歯，補綴（ほてつ）からのアーチファクト対策として，対象部位が限局的であればアーチファクト発生方向と重複しないようにポジショニングで調整する．肩からのヤスリ状アーチファクト対策として，上肢を軽く下方牽引し固定する．

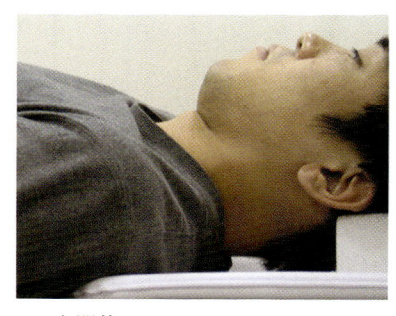

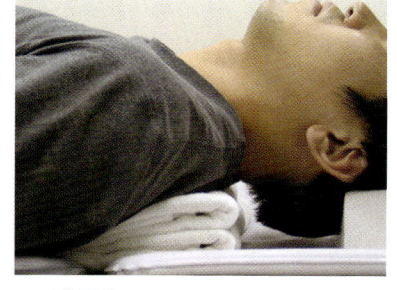

a　中間位　　　　　　　　　　　b　進展位
図1　頸部CTのポジショニング
a　頸部の進展が不十分だとCT解剖上歪みや形状変化の発生を否定できない．さらに歯が診断領域に入り込み，義歯，補綴からのアーチファクトの影響を避けられない．
b　タオルなどを肩の下に入れることで自然な頸部進展位となる．

ここがポイント！

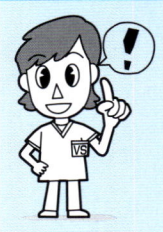

　頸部側面単純X線像における椎体前軟部組織の腫脹は頸部病変の存在を示唆する所見として重要であるが，頸部が進展していない状態では正常例でも同部位が厚く描出され正しく評価できない．以上の現象が頸部CT画像にも出現することは否定できず，ポジショニングは頸部進展位を基本とする．タオルなどを肩の下に入れると自然な頸部進展位を保持できる（**図1**）．ポジショニングの再現性は経過観察にも有効である．

　被写体がオフセンターにある場合，CT-Auto Exposure Control（CT-AEC）やボウタイフィルタが正常に機能せず，甲状腺被ばくの増大や画質に影響する恐れがあるため，被写体をアイソセンターにポジショニングする．

撮　　影

- 撮影範囲は下顎から甲状腺を含む胸郭入口部まで.
- 単純 CT と造影 CT（平衡相）を撮影.
- リンパ節病変，唾液腺の病変は 3mm 以下のスライス厚が有効，その他の部位も病変部は 3mm 以下の再構成.
- 膿瘍形成の評価には造影 CT 撮影が必要.

撮影プロトコル（頸部）

管電流	回転時間 (sec/rot.)	スライス厚	スライス間隔
200mAs 以下 （AEC 推奨）	1.0 秒以下	5mm 以下	5mm

● 頸部の撮影条件

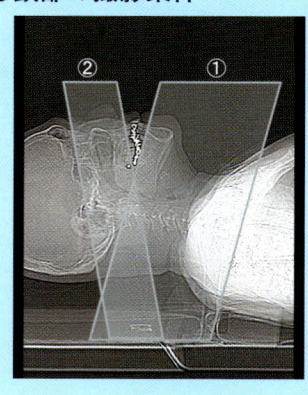

① 下顎から胸郭入口部を基本とする.
② 咽喉・喉頭の症状を認める場合および癌，リンパ節の評価時は上咽頭（外耳道）まで含める.
③ ガントリチルト機構は義歯や補綴から発生するアーチファクトの回避に役立つ.

造影プロトコル（　　）

濃度 (mgI)	量 (mg)	注入速度	撮影遅延時間
	80 ～ 100	2mL/ 秒	80 秒後

撮影範囲

撮影範囲は下顎から甲状腺を含む胸郭入口部までとする．

咽頭，喉頭，および耳下腺の症状出現時，およびリンパ節の評価時は外耳道が十分入るようにする．縦隔まで炎症が広がっている場合，上縦隔が含まれるよう撮影範囲は広めに設定する．症状に痛みや痒みを伴う場合，安静の保持に対する説明が必要であるし，嚥下運動もモーションアーチファクトの原因となるため[3]，唾の飲み込み防止を指示する．

ガントリチルト機構を利用した撮影により，義歯や補綴から発生するアーチファクトをスキャン領域から除外でき，主に耳下腺や中咽頭を含む頸部リンパ節が撮影対象となるときに有効である[4]．

撮影条件

単純CTと造影CT（平衡相）を撮影する．リンパ節病変，唾液腺の病変は3mm以下のスライス厚が有効とされ，その他の部位も病変部は3mm以下の再構成が望ましい．

複雑な解剖で構成される部位や体軸方向に薄い構造物にはMPRが有効で1mm以下のスライス厚で撮影する．

息止めが困難な場合や，強い下顎呼吸が出現しているとモーションアーチファクトが発生するため，高時間分解能のスキャンパラメータで撮影することで動きによるボケを軽減できる．

癌による骨浸潤の評価には骨条件が役に立つ[5]．

ここがポイント！

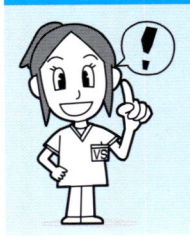

体格が大きく肩からのやすり状アーチファクトが強く発生しそうな場合，一段厚めのスライス厚，もしくは低解像度関数の適用を試みる．近年，広義の逐次近似法を応用した画像再構成法が開発され臨床応用が始まっている．解像度を維持したままノイズを低減でき

る画像再構成法で，肩に覆われた領域の画質改善が期待できる技術である．

造影プロトコル

注入速度 2mL/sec で 80〜100mL を注入し，注入終了後ないし 80 秒後に撮影を開始する．膿瘍形成の評価には造影 CT 撮影が必要である．

腫瘍や血管腫の支配血管，炎症や腫瘍の血管浸潤により発症する仮性動脈瘤や解離性動脈瘤の評価には動脈相を撮影する．静脈相は静脈性の血管腫，血管奇形の診断に役立つ．

ここがポイント！

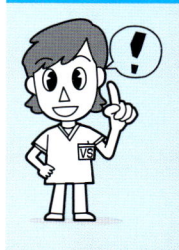

内頸静脈の造影剤貯留によるアーチファクトが診断に影響する場合，生理食塩水で造影剤を後押しするか，もしくは造影効果が弱まることを考慮した上で下肢から造影剤を注入する．腫脹や圧痛などの症状の出現が片側性である場合，非症状側から造影剤を注入する手もある．

Question

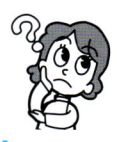

単純 CT が有用な疾患は？

Answer

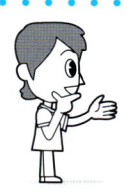

造影剤の混入が診断の障害になる病変で，血腫，嚢胞，石灰化を伴う疾患（転移性リンパ節，結核性リンパ節，唾石症，石灰沈着性頸長筋腱炎，海綿状血管腫）などが該当します．また，魚骨などの X 線陽性異物の検出にも単純 CT 撮影が有効です．

代表的な疾患の画像

1）異　　物

・症状

　小児の気道・消化管異物では魚骨，玩具が多く，部位としては鼻腔，咽頭と続く．咽頭異物では魚骨が最も多い．高齢者では義歯や press-through-package（PTP）がある．通常は問題なく通過するか，もしくは経口的に摘出可能であるが，時に咽喉軟部組織に残存する．扁桃，喉頭蓋谷，梨状陥凹，食道入口部などが好発部位とされる．

・CT 検査

　魚骨などの X 線陽性異物では異物の有無・局在，咽頭壁刺入の深さ，および食道穿孔に伴う気腫像を単純 CT 撮影で評価する（図 2）．膿瘍形成の評価には造影を行い，血管損傷の評価には CT-Angiography が必要である．

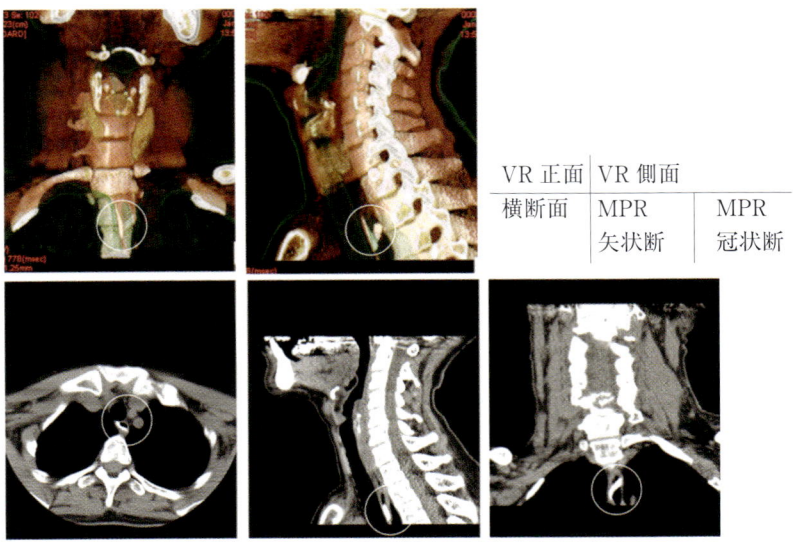

VR 正面	VR 側面	
横断面	MPR 矢状断	MPR 冠状断

図 2　魚骨による食道異物（単純）
　魚骨（枠内）などの X 線陽性異物では異物の有無・局在，咽頭壁刺入の深さ，および食道穿孔に伴う気腫像を単純 CT で評価するのが基本．本症例では気腫像を認めない．

2）膿瘍・浮腫

a. 扁桃周囲膿瘍

・症状

　扁桃の偏位，先行する急性あるいは慢性扁桃炎の病歴，持続性の発熱，強烈な咽頭痛，頸部痛，嚥下痛，抗菌薬で制御不可能な扁桃部腫脹（浮腫）を認める．咬痙（開口障害）は翼突筋への炎症進展を示唆する．熱いジャガイモを口に含んだようなこもった声質（hot potato）も特徴の1つである[6]．

・CT検査

　CT所見として扁桃（周囲）領域の非対称性変化，内部構造が不均一な腫瘤，および小さな液面形成（gas-fluid level）がある．造影CT撮影では，腫脹を示す口蓋扁桃から扁桃周囲腔に限局した不整形液体濃度領域，およびそれを取り囲む輪状造影効果を有する壁構造を認める（図3）．ただし，必ずしも典型的な輪状造影効果を認めず輪郭が不明瞭である場合もある．炎症波及の評価にはMPRが有効である．しばしばリンパ節炎を合併する．

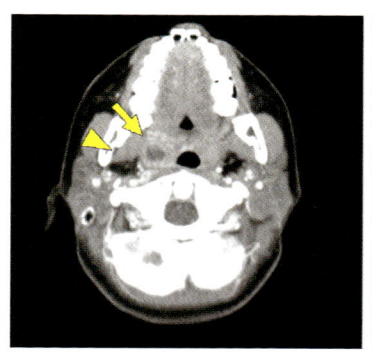

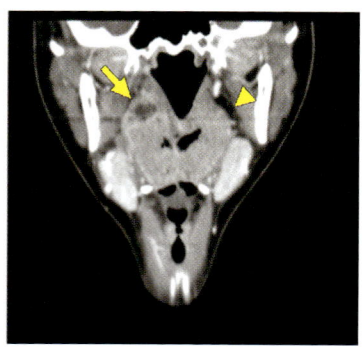

図3　扁桃周囲膿瘍（造影）
a　不整形液体濃度域とそれを囲む輪状造影効果を有する壁構造を認める（矢印）．傍咽頭間隙の脂肪域の濃度上昇と狭小化を認める（矢頭）．
b　膿瘍（矢印）．炎症の波及の評価にはMPRが有効で，傍咽頭間隙の脂肪域の左右差は，axialより明瞭に描出されている（矢頭）．

b. 咽後膿瘍

・症状

　小児の咽頭後リンパ節（C1～3レベル）は発達しており小児特有の疾患であり，高熱と咽頭痛，および項部硬直を認める．

・CT検査

　気道閉塞の有無・程度，咽頭後間隙の頭尾側連続性に従った縦隔炎などの合併症の有無・範囲を評価する．造影CT撮影では咽頭後壁軟部組織の肥厚，気道の偏位が認められる．また咽頭後壁後方に椎前筋前方の増強効果を示す辺縁に囲まれる液体濃度域が認められる．縦隔まで炎症が広がっている場合もあるため撮影範囲は広めに設定し上縦隔も含める．

c. 喉頭浮腫

・症状

　吸気喘鳴，粗い声質，嗄声，咳，嚥下障害，異物感あるいは呼吸困難．感染では発熱を認める．

・CT検査

　喉頭の腫脹，濃度低下を認める．原因がアレルギー，血管性浮腫，および感染性喉頭炎の場合は対称性であるが腫瘍が原因の場合は非対称性である．喉頭軟部組織，皮下脂肪の不均一な濃度上昇と腫脹および広頸筋と皮膚の肥厚を認める．原因が炎症および腫瘍の場合，造影CT撮影では浮腫を取り囲むように粘膜肥厚を認める．

d. 頸部膿瘍

・症状

　重度の頸部痛，項部痛，硬直，および発熱を認める．50％以上の例で診断時には口腔（歯），中咽頭（扁桃）あるいは頸部の炎症に対して抗菌的治療を受けている．

・CT検査

　造影CT撮影は膿瘍の広がり診断に有効で，上気道（扁桃炎，咽頭炎，唾液腺炎，舌炎）あるいは歯からの炎症の進展を評価する．縦隔まで感染が広

がっている場合もあるので撮影範囲は上縦隔まで含める．時に神経血管鞘あるいは後頸三角に沿った頸部リンパ節炎の被膜外に波及する．膿瘍内部は漿液性浸出液あるいはCT値が30HU以上の膿を含み[8]，周囲は浮腫と造影CT撮影により辺縁増強効果を伴い，時にガス貯留と小さな液面形成（gas-fluid level）を認める（図4）．排膿が必要な場合，切開による血管損傷を回避するため，血管と膿瘍との位置関係が画像情報に含まれることが望ましい．

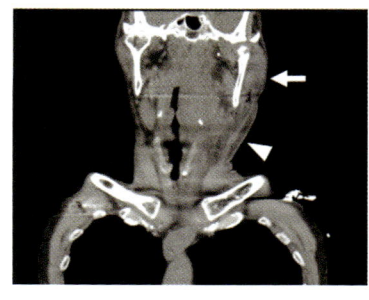

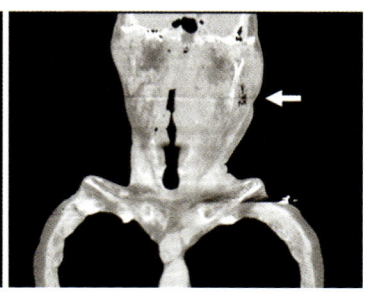

a 平均値表示（Mean）　　　　　b 最小値表示（Min-IP）
図4 ガス貯留を伴う頸部膿瘍（単純）
a 左頸部に腫脹（矢印）と脂肪濃度の上昇を認める（矢頭）．
b Min-IP表示によりガスの形態，分布を明瞭に描出できる（矢印）．

Question

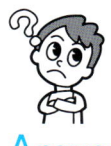

膿瘍と鑑別を要する病変とその鑑別ポイントは？

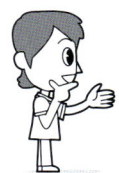

Answer

蜂窩織炎，炎症性浮腫，囊胞，および食道癌などが該当します．膿瘍は造影CT撮影により辺縁が増強され内部に隔壁様構造をもつ不整形の低吸収域であることが多く，時にガス貯留と小さな液面形成（gas-fluid level）を認めます．炎症の波及から被胞化型を膿瘍，非被胞化型を蜂窩織炎として区別され，蜂窩織炎は単純CT撮影でびまん性の皮下脂肪濃度の不整な上昇（dirty fat sign）を呈し，皮下組織まで炎症が波及し

ますが筋膜は保たれます（頸筋膜解剖に従わない病変の分布）．造影CT撮影では膿瘍壁を認めず筋膜に沿った増強効果と不整な線状増強効果を示します．一般的に内科的治療の対象となる蜂窩織炎と外科的治療の対象である膿瘍との鑑別診断は治療方針を決定する上で重要です．炎症性の浮腫は造影CT撮影にて辺縁の造影効果を認めません．囊胞もまた造影CT撮影にて増強効果を認めず周囲浮腫も認めません．椎前膿瘍では食道癌との鑑別が必要です．

3）リンパ節の急性疾患

a．化膿性リンパ節炎
・症状

　先行する炎症により，急性期に局所の疼痛，圧痛を示す．また咽頭痛，膿性鼻漏，歯痛，外傷，化膿巣，皮膚病変，内耳炎が認める．表在性のリンパ節炎では皮膚の発赤や熱感，深在性のものでは圧迫症状も出現する．発熱や倦怠感などの全身症状を伴うこともある．乳児では突然の発熱，哺乳力の低下，不機嫌などで発症し，顔や頸部の痛みを伴う発赤腫脹を認める．

・CT検査

　初期の段階では造影CT撮影により増強効果を示す腫大した結節として認められるが，進行例では壊死により囊胞変性を来すため内部が低吸収化する（図5）．リンパ節の被膜が破綻し膿瘍を形成すると外科的処置が必要となるためCT撮影により膿瘍の有無を確認する．小児では咽頭炎が内・外側咽頭後リンパ節（外側：Rouviereリンパ節）に波及することが多く，化膿性咽頭後リンパ節炎が破綻して咽頭後間隙に膿瘍を形成すると咽後膿瘍となる．中心部低吸収域のリンパ節腫大は後述する転移性リンパ節の囊胞変性と鑑別が難しいことがあるが，化膿性リンパ節炎では周囲脂肪組織の濃度上昇が広範囲であることが多い[9]．

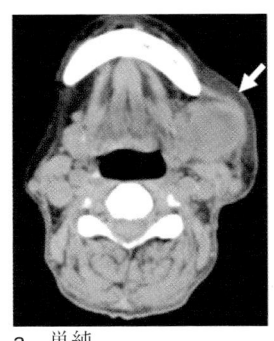

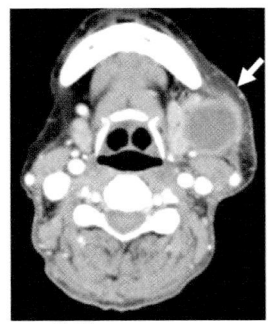

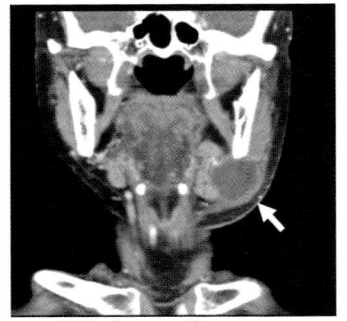

| a 単純 | b 造影 | c MPR（coronal） |

図5　化膿性リンパ節炎
a　左顎下腺背側に円形のリンパ節腫大を認める（矢印）．
b　内部低吸収域を伴うリンパ腫肥大と周囲脂肪組織の混濁を認める（矢印）．
c　coronal像は正常解剖とリンパ節との鑑別に役立つ（矢印）．

b. 結核性リンパ節炎

・症状

　軽度の全身症状，微熱，夜間発汗，および体重減少を認める．ほとんどが無痛性で皮膚浸潤および瘻孔形成の傾向がある．皮膚ツベルクリン反応陽性で，多くの抗菌薬投与による反応不良の病歴がある．好発部位は後頭三角領域と内深頸領域で，中等度の硬さを有する両側性あるいは多発性のリンパ節腫大を呈する．

・CT検査

　急性期には化膿性リンパ節炎と同様に増強効果を示す結節を認めるが壊死傾向が強く中心部低吸収を伴った辺縁に増強効果を示すリンパ腫大が特徴的である．他のリンパ節炎と比較して，周囲脂肪組織への炎症の波及も軽度である点が鑑別点となる[9]．しばしば集簇性分布，急性期の90%でリング状の増強効果（リンパ節転移の場合より，被膜の幅は広い傾向にある）を示す．慢性例の結核性リンパ節炎では，しばしば細片様あるいは均一な石灰化を示す[10]．

c. 転移性リンパ節

・症状

無痛性の硬い円形腫瘤（縦横比が2より小さい）を認める．大きくなると頸静脈への圧排，胸鎖乳突筋の偏位を伴う．深部病変は触知困難．

・CT検査

局所欠損（中心壊死）が最も特異度が高い所見である．3mm以上であれば造影CT撮影で確認できる．扁平上皮癌の転移では辺縁部は不整で厚く造影効果を示す（図6）．筋外進展は予後不良を示唆する所見（図7）である[11]．一般的に10mm以上が転移の基準とされるが部位によってさまざまで，顎下リンパ節では15mmが基準とされる．形状は球形で横断面上では円形を示す傾向にある．

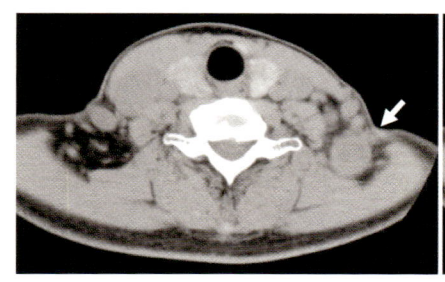

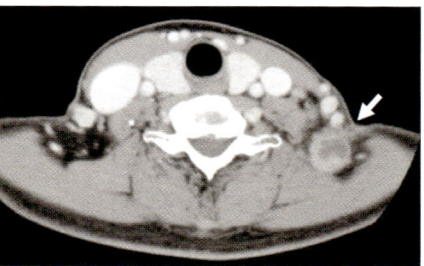

a 単純 b 造影

図6 頸部転移性リンパ節
a 左頸部に円形のリンパ節腫大を認める（矢印）．
b 内部に局所欠損を伴い，辺縁部は肥厚している（矢印）．

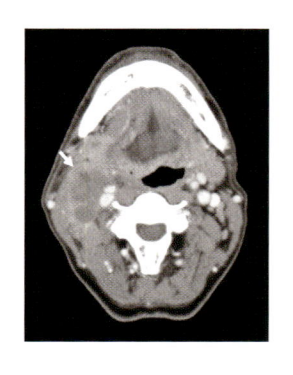

図7 喉頭癌，頸部リンパ節転移（造影）
右頸部に内部が不整形の低吸収域を伴う腫大したリンパ節を認め，その輪郭は不明瞭で筋外進展を示唆する（矢印）．

d. 悪性リンパ腫

・症状

多発性無痛性の頸部腫瘤（リンパ腫大）であり，夜間発汗，発熱，体重減少，皮膚症状，および掻痒症がある．痛みを伴う感染性のリンパ節腫大と鑑別できるが，稀に急速に増大する頸部腫瘤を呈して救急外来を受診することがある．

・CT検査

リンパ節病変は周囲の骨格筋と等吸収あるいは高吸収を示す[12]（図8）．リンパ節は集簇傾向にある．均一な濃度で境界明瞭なリンパ節腫大を呈することが多く，大きくなっても扁平上皮癌の転移のように壊死を示さない．しかしながら壊死を示すケースもあり局所欠損および中心壊死は悪性リンパ腫を否定できる所見ではない[10]．Hodgkin病のリンパ節病変では時に中心部低吸収が壊死を反映．造影CT撮影では軽度の増強効果を示す．非Hodgkinリンパ腫（NHL）ではまれに著明な増強効果を示す．通常石灰化は見られない．

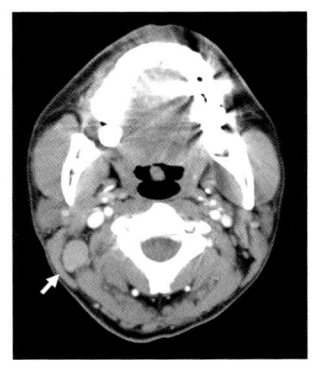

図8 悪性リンパ腫（造影）
周囲の骨格筋よりやや高い造影効果を示す（矢印）．

Question

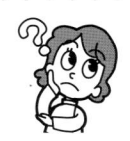

頸部リンパ節評価を対象としたCT検査のポイントは？

Answer

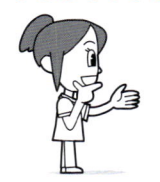

　上咽頭に発生した悪性腫瘍の約90％に初診時にリンパ節転移を認め，また下咽頭および甲状腺に発生した悪性腫瘍は縦隔リンパ節転移をきたすことがあり，撮影範囲は上咽頭から気管分岐部まで含めるよう推奨されています[5]．造影CT撮影が有効で，リンパ節腫大以外の疾患との鑑別や病変の進展範囲の把握に役立ちます．3mm以下のスライス厚が有効とされ，FOVは後頸三角を欠かさないよう注意が必要です．また正常解剖構造（斜角筋および顎二腹筋，顎下腺）が腫大リンパ節と認識される場合があり，鑑別にはMPRによる冠状断像および矢状断像が有用です．なお石灰化や出血を示すリンパ節もあるため単純CT撮影は有用です．

ここがポイント

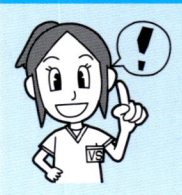

　扁桃周囲膿瘍では，口蓋扁桃の外側に隣接する傍咽頭間隙への膿瘍，炎症の進展の評価が重要とされ，内側翼突筋に炎症が波及すると開口障害を生じる．頸部膿瘍では後頸三角への膿瘍，炎症の波及を評価する．

4）唾液腺の急性疾患

a．耳下腺炎

・症状

　耳下腺の腫脹と圧痛を認めるが，耳下腺が強靭な耳下腺咬筋膜に覆われているため膿瘍の波動は触知困難である．

・CT検査

　眼窩下縁と外耳道を結ぶ線を基準線とする．
単純CT撮影にて耳下腺実質および周囲組織の不整な濃度上昇と筋膜の肥厚を認める（図9）．造影CT撮影では増強効果により膿瘍形成を描出できる．

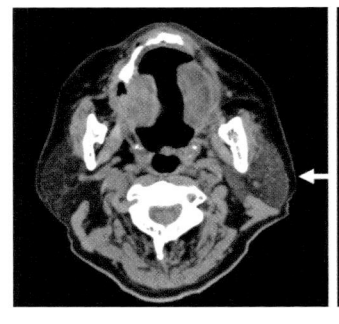

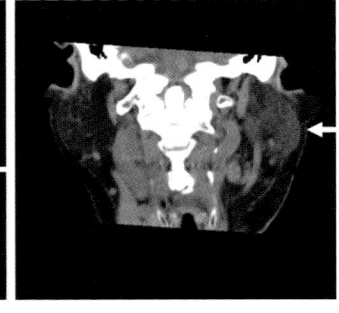

図9 耳下腺炎（造影）
炎症による左耳下腺の濃度上昇を認める（矢印）.

b. 顎下腺炎

・症状

急性炎症の場合，顎下腺の腫大を認める．

・CT検査

下顎骨体部に平行な線を基準線とする．単純CT撮影でも濃度上昇を認め，造影CT撮影では比較的によく造影された腫大した顎下腺として描出され周囲組織の浮腫性変化もみられる[13]（**図10**）．舌下および顎下間隙病変には顎舌骨筋が明瞭に描出されるMPR冠状断が有効である[14]．

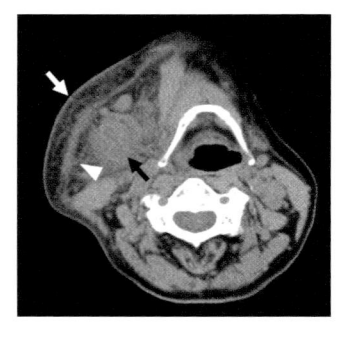

図10 顎下腺炎（単純）
右頸部に腫大した顎下腺（黒矢印）と周囲脂肪の濃度上昇（矢印），および広頸筋の肥厚（矢頭）を認める．

c. 唾石症

・症状

顎下腺および顎下腺管に発生することが多く，症状として摂食時の唾疝痛がある．

・CT 検査

　炎症が腺外に波及した場合および膿瘍形成の検索には造影が必要であるが，造影 CT 撮影のみでは微小な結石を見逃す可能性があるため，単純 CT 撮影も有用である．唾石の位置が顎下腺の腺体内，腺体移行部あるいは口腔底（Wharton 管内唾石）であるのか，数は 1 個なのか 2 個以上なのか，これらの情報は唾石摘出時のアプローチを決定し重要である[13]．正確な大きさを知るには薄いスライス厚で撮影し骨関数画像も参照とする（図 11）．軟部関数のみでは大きさが誇張される場合がある[15]．

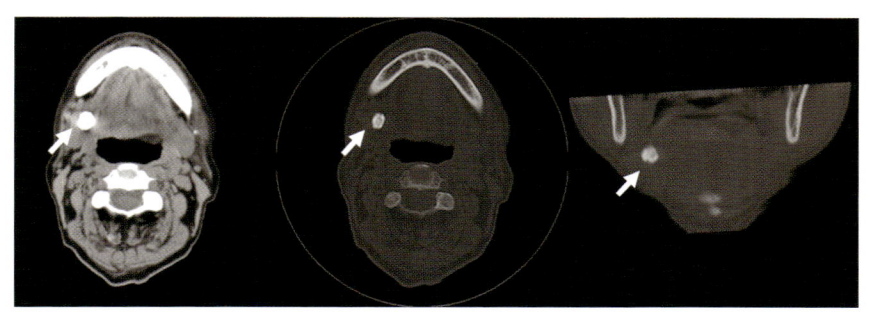

| a 軟部条件 | b 骨条件 | c MPR（coronal） |

図 11　唾石症（単純）
a　右顎下線内に高吸収結節を認める．
b，c　小さい病変も多く，高分解能の条件で撮影し，骨条件，MPR も参照とする．

5）頸部血管の急性疾患

a. 椎骨動脈解離性動脈瘤

・症状

　後頭部から後頸部にかけての頭痛，脳虚血症状（めまい，失神，頭痛，だるさ，脱力感）を認める．

・CT 検査

　くも膜下出血で判明することが多いが，脳虚血症状を呈することもあり，単純 CT 撮影で出血を認めなくても頸部から頭蓋内の CT-Angiography，もしくは MRI にて同所見を検索する（図 12）．頭蓋外に発症するものもあり

撮影範囲は広めに設定する．

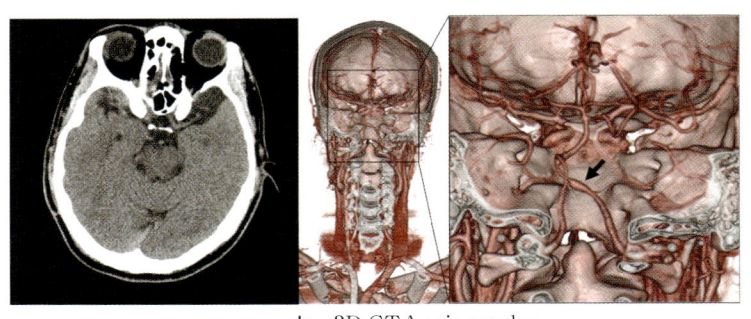

a　単純
b　3D-CT Angiography (P → A view) (with bone cutting)
c　同拡大像

図 12　椎骨動脈解離性動脈瘤
a　後頭部〜後頸部にかけての痛みに対し頭部単純 CT を施行したが出血を認めない．
b　3DCTA にて頸部〜頭部の血管性病変を精査．
c　右椎骨動脈脳底動脈合流部直下に解離性動脈瘤を認める（矢印）．

b．血管腫

・症状

　血管増殖を特徴とする腫瘍で，新生児ないし 1 歳未満の乳児の前額中央部，眉間，上眼瞼内側などにみられる淡紅色斑．海綿状血管腫は皮膚色の変化，静脈の怒張（ふくれ）で診断できる場合もある．出血を伴う場合，急激な痛みを伴う．

・CT 検査

　造影にて，不均一に血管増殖した腫瘤を認める．海綿状血管腫（**図 13**）は，単純 CT 撮影で中等度の境界明瞭な腫瘤像を呈し，ダイナミック CT 撮影では緩徐な中等度の造影効果を示す．静脈石（phlebolith）を伴うこともあるため単純 CT 撮影は有効であり，深部の血管腫の診断には MRI が適す．

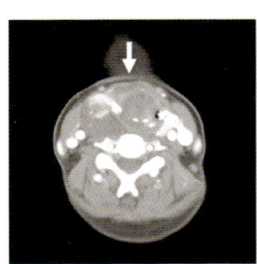

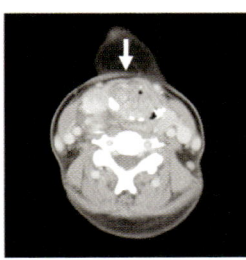

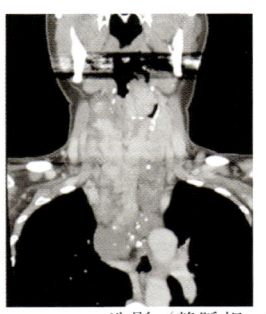

a 造影（動脈相）　　b 造影（静脈相）　　c 造影（静脈相・MPR）

図13　海綿状血管腫（cavernous hemangioma）
a　頸部前正中，皮下に広範な中等度の境界明瞭な腫瘤を認める（矢印）．
b　腫瘤は緩除に造影され縦隔まで広がる（矢印）．
c　多発する静脈石（phlebolith）を認める．

6）石灰沈着性頸長筋腱炎（石灰沈着性椎前腱炎）

・症状 103 - 124

　急激に発症する頸部痛と嚥下困難を認める．

・CT 検査

　頸長筋腱の歯突起付着部へのハイドロキシアパタイト沈着に起因する急性炎症で，CT 撮影にて歯突起の前側に石灰化を認める．MRI では咽頭後間隙に液体貯留や浮腫を示す異常信号を示す場合があり，外科的排膿術が適応となる咽後膿瘍とは治療方針が異なり CT 撮影による鑑別は重要である[16]．

おわりに

　本領域の画像診断をモダリティ別に比較すると，迅速性および侵襲性では超音波検査が優れ，組織診断に優れる MRI は鑑別診断やリンパ節の描出に威力を発揮するが，救急現場での使いやすさと情報量を加味すると CT 検査の役割は小さくない．しかしながら，CT 検査の被ばくは世界的にも大きな

問題であり，甲状腺が撮影範囲に含まれる本領域では，より慎重な線量管理が求められる．特に，頸部〜肩へとX線吸収の変化が急激な本領域における画質と被ばくの適正化は容易ではなく，各学会を通じた技術的検証と画像診断の蓄積が今後の課題である．

図7〜10, 12, 13の掲載写真は，大阪市立総合医療センター　寺川彰一氏のご厚意による．
図11の掲載写真は，高清会　高井病院　放射線科諸氏のご厚意による．
図14の掲載写真は，阪南市立病院　三浦洋平氏のご厚意による．
図15の掲載写真は，慶應大学医学部附属病院　杉澤浩一氏のご厚意による．

胸部CT

　救急におけるCT検査は，通常の検査と違いポジショニング，スキャンプラン，造影プロトコル等において，原則に当てはまらない点が多く存在する．この特殊な状況下で我々に求められるものは，迅速かつ正確に検査を行うことである．これは内因性の疾患についてもいえる．医師（看護師）とのコミュニケーションのもと，考えられる疾患を想像し検査を行うことが重要である．

　胸部CTが依頼される対象症状は大きく分けて「息苦しい」，「痛い」である．この症状から考えられる疾患をピックアップし，症状から迫る胸部CT検査法を解説する．

ポジショニング・呼吸制御

　基本姿勢は仰臥位，両上肢挙上であるが，救急という状況下ではこの限りではない．患者の状況に応じて，側臥位，上肢内転位等，ポジショニングの工夫が重要である．上肢に関しては，片方でも挙上できるとアーチファクトの軽減に繋がる（図1，図2）．

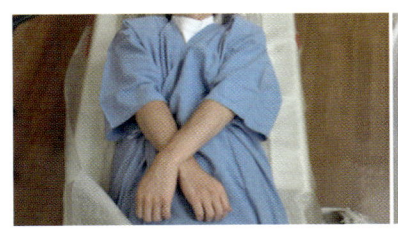

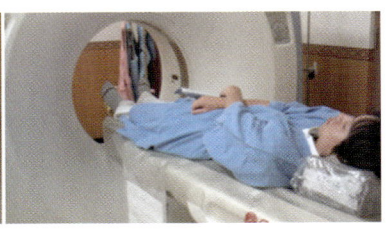

図1　ポジショニング例（上肢内転位）
片腕だけでも挙上させるのがよいが，無理な場合は極力，前腕を交差させる．

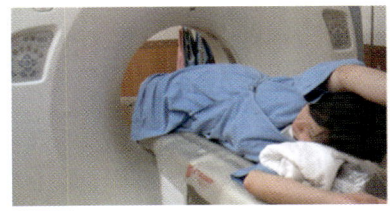

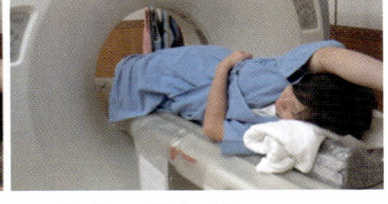

a　両手挙上可能　　　　b　片手のみ挙上可能
図2　ポジショニング例（左側臥位）

患者さんの挿入方向に関しては足方向（foot first）が基本である．広範囲の造影アプローチが可能となるばかりでなく，患者の表情など，状態を観察しやすい．固定ベルトに関しては，骨盤部など呼吸制御の妨げにならない位置で使用する．

　呼吸制御に関しても救急という状況下である以上，腹式吸気・呼気での撮影が可能とは限らない．不十分な呼吸制御によるモーションアーチファクト（図3a）や加重部高吸収域（depending opacity）（図3b）が生じる場合があることを知っておく必要がある．

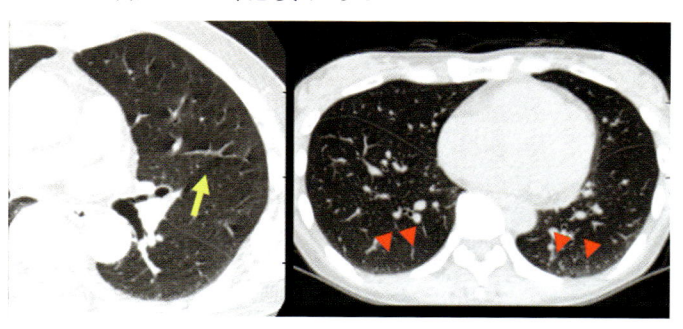

a | b

a　モーションアーチファクト（スライス厚 1.25mm）
b　加重部高吸収域（depending opacity）（スライス厚 1.25mm）
図3　不十分な呼吸制御による現象

ここがポイント

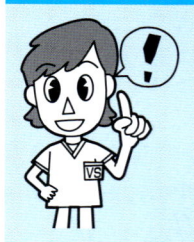

医師（看護師）とコミュニケーションをとろう

　カルテを見るのも1つの手段だが，記載情報が乏しい場合がほとんどである．同伴した医師（看護師）に話を聞き，迅速に患者の情報を引き出すことが重要である．これにより，おおよその検査目的が把握できる．同伴した医師が，必ずしも画像診断が専門であるとはかぎらない．したがって，症状または画像から判断して「造影をすべきではないか」など，我々から提案することも時に必要である．

「息苦しい」ときの撮影

- ●基本は単純 CT
- ●造影 CT は肺血栓塞栓症の除外が目的
- ●横隔膜直上の肺野を優先して撮影

撮影プロトコル（胸部）

管電圧 (kV)	管電流（mA）	回転時間 (sec/rot.)	ビームピッチ	スライス厚 (mm)
120	AEC 100-320mA target SD 12	0.8	1.75	5.0 & 1.25

造影プロトコル（肺血栓塞栓症）

濃度 (mgI)	量（mL）	注入速度 (mL/sec.)	撮影遅延時間 (sec)
300	100	3.0〜4.0	20

当院における肺血栓塞栓症の撮影および造影プロトコル．16 列 MSCT（Brightspeed Elite：GE）．

想定する疾患	肺水腫・肺気腫・肺炎・喘息・気胸・肺血栓塞栓症など

　基本的には単純 CT 撮影のみを施行する．ここで肺に息苦しい原因となるような異常所見が見られない場合は，肺血栓塞栓症を除外する目的で，造影 CT を施行すべきである．

　撮影は，足側→頭側にスキャンする．呼吸制御の影響が大きい横隔膜直上の肺野を優先して撮影することが重要．しかしながら，当直時間帯ということを考えると混乱する可能性もあるため，周知徹底する必要がある．また，肺血栓塞栓症の除外に関しては，深部静脈血栓症の検索のため，造影開始から 2〜3 分後に腹部から下肢にかけての撮影を追加することが望ましい．

ここがポイント

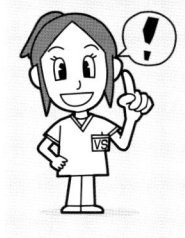

基本的に肺血栓塞栓症は造影しないと分からない

　肺血栓塞栓症（Pulmonary thromboembolism: PTE）とは，静脈系で形成された血栓などの塞栓子が血流に乗って肺動脈系を閉塞し，急性または慢性の肺循環障害を招く病態をいう．深部静脈血栓症（Deep vein thrombosis: DVT）の50～60％に肺血栓塞栓症を合併し，肺血栓塞栓症の患者の70％に深部静脈血栓症が合併しており，両者は一連の疾患として静脈血栓塞栓症（Venous thromboembolism: VTE）と総称される．静脈血栓塞栓症に対するCT以外の画像診断法として，静脈エコー，血管造影，血栓シンチなどが挙げられるが，当直，救急の現場では施行するのが困難な場合が多く，検査の即応性と短時間広範囲撮影が可能であるCT検査が主流になっている．

ここがポイント

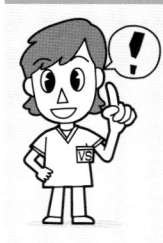

肺血栓塞栓症の治療戦略を知っておこう．

・血栓溶解療法：抗凝固療法などで血行動態が安定しない場合．
　① tPA：
　　約1500万単位を生理食塩水100mLに溶解し1時間で持続静注．初めの1～2分で10mLを持続静注．
　② ウロキナーゼ：
　　5000～15000単位/kgを生理食塩水500～1000mLに溶解して持続静注．
・カテーテル下血栓吸引・血栓除去：
　ウロキナーゼやtPAを局所投与することもある．

「痛い」ときの撮影

- 肺内病変は単純 CT で十分
- 脈管系では造影 CT が必須
- 大動脈解離では単純 CT と造影 CT

撮影プロトコル（大動脈）

管電圧 (kV)	管電流（mA）	回転時間 (sec/rot)	ビームピッチ	スライス厚 (mm)
120	AEC 100-320mA target SD 12	0.8	1.75	5.0 & 1.25

造影プロトコル（大動脈）

濃度（mgI）	量（mL）	注入速度（mL/sec）	撮影遅延時間（sec）
300	100	3.5	25

当院における大動脈の撮影および造影プロトコル．16 列 MSCT（Brightspeed Elite：GE）．

想定する疾患	気胸・胸膜炎・肺炎・急性大動脈解離・胸部大動脈瘤切迫破裂・心筋梗塞・その他，胸腔内の疾患など

　肺内病変に関しては，単純 CT で十分であるが，脈管系では，原則，造影 CT 撮影が必須である．急性大動脈解離に関しては，DeBakey Ⅰ型・Ⅱ型，Stanford A 型がターゲットになる．緊急性が問われる上行大動脈においては，解離の有無が重要になってくる．急性大動脈解離の典型的な臨床所見としては，下方に移動する強い背部痛，ショックである．

　急性期偽腔閉塞型大動脈解離の診断には，単純 CT と造影 CT が必要となる．偽腔閉塞型解離は造影 CT のみでは診断が困難となることがあるためである．また，血栓で充満した偽腔は単純 CT で三日月状に高吸収（Hyperdense crescent sign）を示し，造影 CT では造影されない．

Question

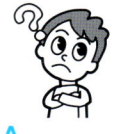

Hyper dense crescent sign と High-attenuating crescent sign とは何ですか？

Answer

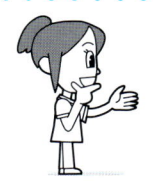

内膜下に三日月状の高吸収域が認められた場合には Hyperdense crescent sign で，内膜より内腔側に認められた場合には High-attenuating crescent sign です．Hyperdense crescent sign は，偽腔閉塞型大動脈解離を示唆するサインの1つで，High-attenuating crescent sign は，大動脈瘤の破裂を示唆するサインの1つです．（症例紹介「痛い」2），3），138 〜 139 頁参照）

Question

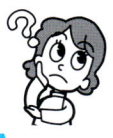

大動脈解離を疑う場合，遅延相は必要ですか？

Answer

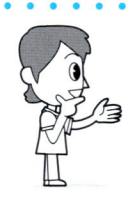

剥離した内膜を証明すれば診断は確定します．偽腔の造影タイミングは真腔より遅れるので，2相性の造影が有用です．よって遅延相は必要になります．当院では，造影開始後 60 秒後に遅延相を撮影しています．特にショック状態の患者では，早期相では十分に大動脈に達していない可能性がありますので，2相撮影することにより必要な情報が得られることがあります．

ここがポイント

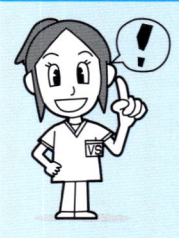

急性大動脈解離の治療方針を知っておこう

　急性大動脈解離の分類には，DeBakey 分類と Stanford 分類がある．救急では上行大動脈に解離が存在するか否かによって，治療方針が大きく変わるため，基本的に Stanford 分類を把握しておく必要がある．

・Stanford A 型：解離が上行大動脈に存在する．
・Stanford B 型：解離が上行大動脈に存在しない．

　急性大動脈解離の治療方針を以下に示す．

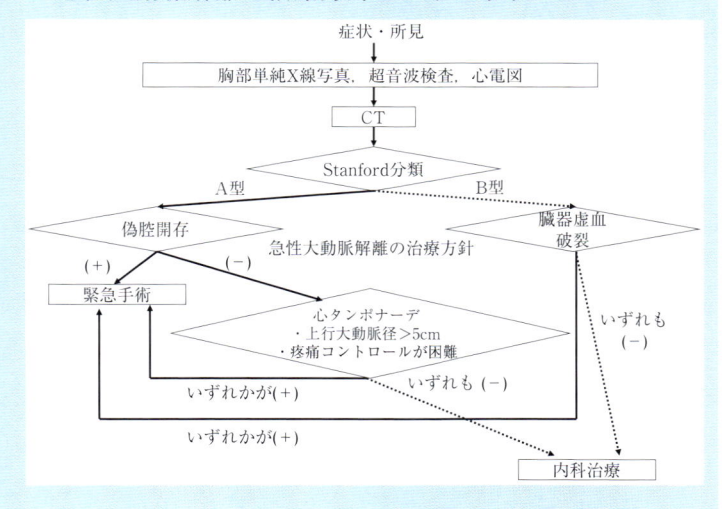

```
症状・所見
   ↓
胸部単純X線写真，超音波検査，心電図
   ↓
  CT
   ↓
Stanford分類
 A型  /    \  B型
偽腔開存    臓器虚血
             破裂
(+)   (-)
緊急手術    心タンポナーデ
           ・上行大動脈径>5cm
           ・疼痛コントロールが困難
        いずれかが(+)   いずれも(-)
        いずれかが(+)
                        いずれも(-)
                        内科治療
```

急性大動脈解離の治療方針

Question

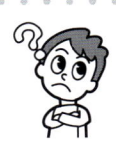

　大動脈解離や，特に下肢静脈を追って撮影する肺血栓塞栓症の造影 CT の場合，体重別に造影剤量を決めたほうが良いのではないですか？

Answer

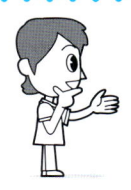

そのとおりです．ただし救急という特殊な状況下においては，必ずしも CT に精通している技師が施行するとは限らず，造影剤の種類が多くなるほど，選択ミスが起こる可能性が高くなることが予想されます．迅速かつ正確に検査を行うために，簡略化した造影プロトコルを載せました．また，撮影タイミングの取得法に関しても同様です．

Question

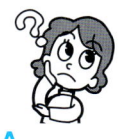

Triple-Rule-Out とは何ですか？

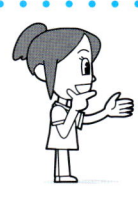

Answer

Triple-Rule-Out とは，肺血栓塞栓症，急性大動脈解離，急性心筋梗塞の胸部における急性三大疾患を CT で一度に診断することです．2006 年北米放射線学会の演題から目立って使われるようになりました．この検査法は冠動脈を撮影するため，心電図同期が必要になり，なおかつ肺動脈，大動脈を撮影しなければならないため，より早い撮影時間が要求されます．よって技師の技術と，それなりのスペックを有した CT 装置が必要になります．

症例紹介

「息苦しい」・「痛い」・「咳」といった症状の代表的な症例を紹介する．

「息苦しい」

1）気胸（図4）
依頼目的：呼吸苦を主訴に救急搬送．慢性閉塞性肺疾患（Chronic Obstructive Pulmonary Disease: COPD）急性増悪疑い．
読影レポート： 両肺に気腫性変化が見られ，左肺は大きく虚脱している（矢印）．気胸の所見である．

2）喘息（図5）
依頼目的：呼吸苦にて救急搬送．
読影レポート：全体的に末梢気管支の拡張および壁肥厚がやや目立つ．気管支はびまん性に壁肥厚を呈しており，内腔に粘液栓が散見される（矢印）．気管支喘息など広範な気道炎症を示唆する所見である．

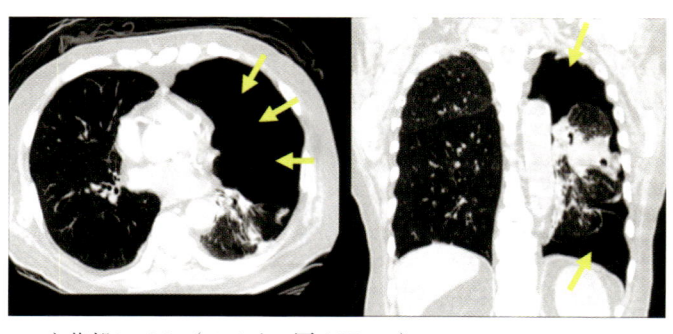

a | b

a　心基部レベル（スライス厚 1.25mm）
b　コロナル像（スライス厚 2.0mm）
図4　気胸
左肺の虚脱が認められる（矢印）

3）薬剤性肺炎（図6）

依頼目的：乳がん術後，化学療法後に呼吸困難出現．

読影レポート：両肺に新たなびまん性のすりガラス陰影が認められる（矢印）．活動性のある炎症性変化であり，化学治療後ということで薬剤誘発性間質性肺炎を考える．

4）肺血栓塞栓症（図7）

依頼目的：呼吸苦，喀血を主訴に救急搬送．

読影レポート：両側肺動脈に多発血栓がみられ，特に右中下葉枝は閉塞している（矢印）．肺血栓塞栓症の所見である．また両側に胸水あり．

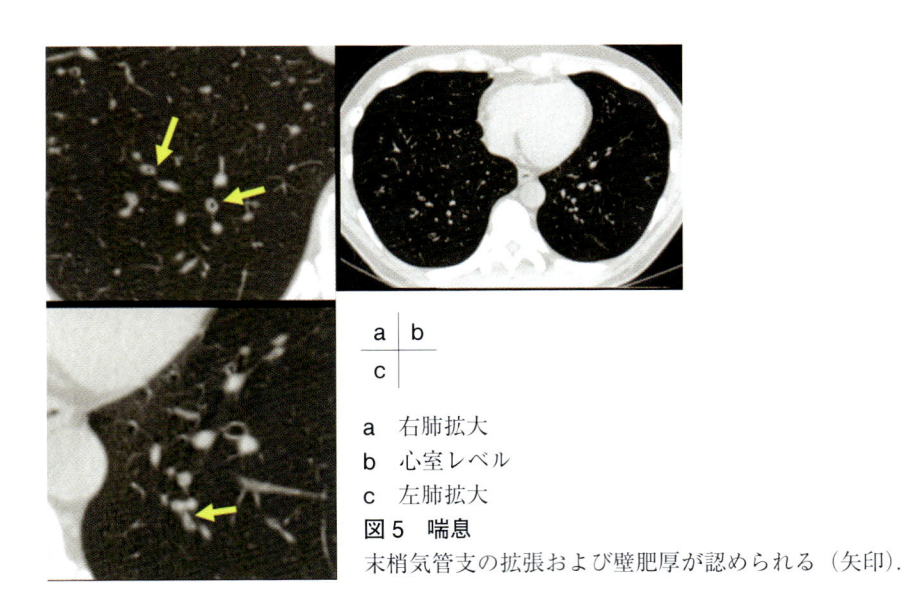

a	b
c	

a　右肺拡大
b　心室レベル
c　左肺拡大

図5　喘息
末梢気管支の拡張および壁肥厚が認められる（矢印）．

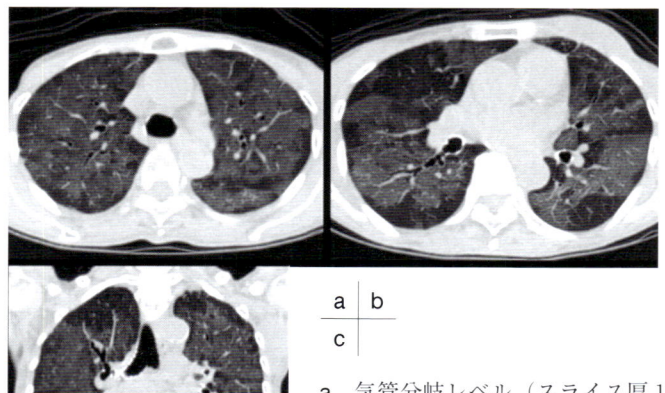

a 気管分岐レベル（スライス厚 1.25mm）
b 左房下部レベル（スライス厚 1.25mm）
c コロナル像（スライス厚 2.0mm）

図6 薬剤性肺炎
両肺にびまん性のすりガラス陰影が認められる．

a 右肺動脈水平部レベル（スライス厚 1.25mm）
b 左房下部レベル（スライス厚 1.25mm）
c コロナル パーシャル MIP 像（スライス厚 10mm）

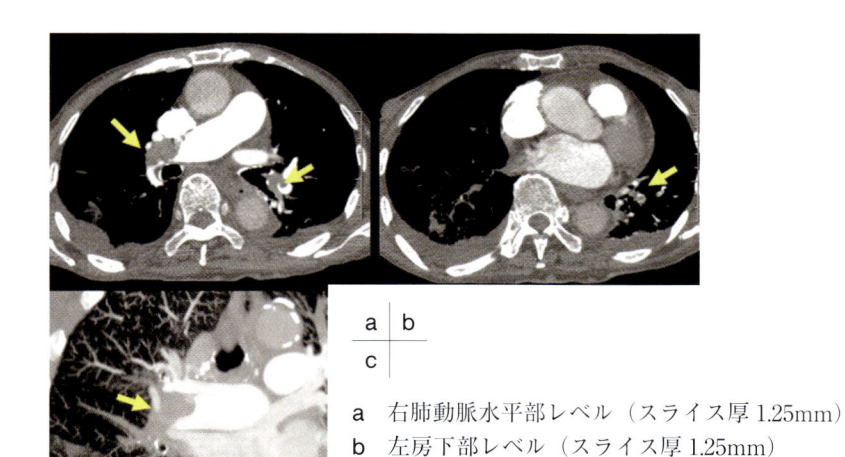

図7 肺血栓塞栓症
両側肺動脈に多発血栓が認められる（矢印）．

「痛い」

1）Stanford A 型大動脈解離（偽腔開存型）（図 8）
依頼目的：胸痛を訴え，緊急入院となった．大動脈解離の疑い．
読影レポート：上行大動脈に偽腔開存型の解離を伴った大動脈瘤を認める（矢印）．下行大動脈，腹部大動脈には明らかな解離を認めない．

2）Stanford A 型大動脈解離（偽腔閉塞型）（図 9）
依頼目的：背部痛出現．白血球上昇，CRP 高値．胸部単純撮影にて縦隔陰影拡大あり．
読影レポート：単純 CT では，上行大動脈から胸部下行動脈の壁に沿って三日月形の高吸収域（hyper dense crescent sign）を認める（矢印）．急性期の偽腔内血腫を表している．両肺に少量の胸水をみとめ，また少量の心囊液貯留を認める．心囊液は高吸収を示し，血性と考える（矢頭）．造影 CT では，偽腔は造影効果を認めない．偽腔閉塞型の Stanford A 型解離を示唆する所見である．下行大動脈の内腔の輪郭は不整である．

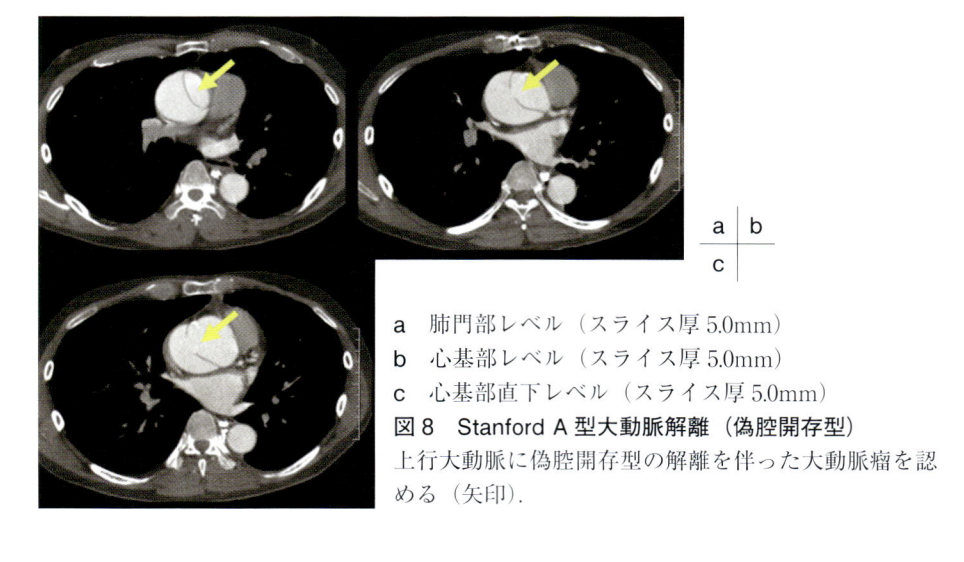

a	b
c	

a　肺門部レベル（スライス厚 5.0mm）
b　心基部レベル（スライス厚 5.0mm）
c　心基部直下レベル（スライス厚 5.0mm）
図 8　Stanford A 型大動脈解離（偽腔開存型）
上行大動脈に偽腔開存型の解離を伴った大動脈瘤を認める（矢印）．

136

3）胸部下行大動脈瘤切迫破裂（図 10）

依頼目的：胸部下行大動脈フォローアップ中の患者．胸痛にて救急搬送．切迫破裂疑い．

読影レポート：下行大動脈は拡張し，最大径 114×95mm．3 か月前は 103×88mm であり増大傾向を示している．左肺に少量の胸水が認められる．単純 CT にて上行大動脈から胸部下行大動脈の壁内膜より内腔側に高吸収域（High-attenuating crescent sign）が認められる．また急性期の偽腔内血腫を示す瘤が拡大し，切迫破裂が疑われる所見である．

4）心筋梗塞（図 11）

依頼目的：胸部～心窩部痛および背部痛の原因検索．

読影レポート：左室中隔から前壁の広範にかけて造影効果が低下している（矢印）．陳旧性心筋梗塞の所見である．

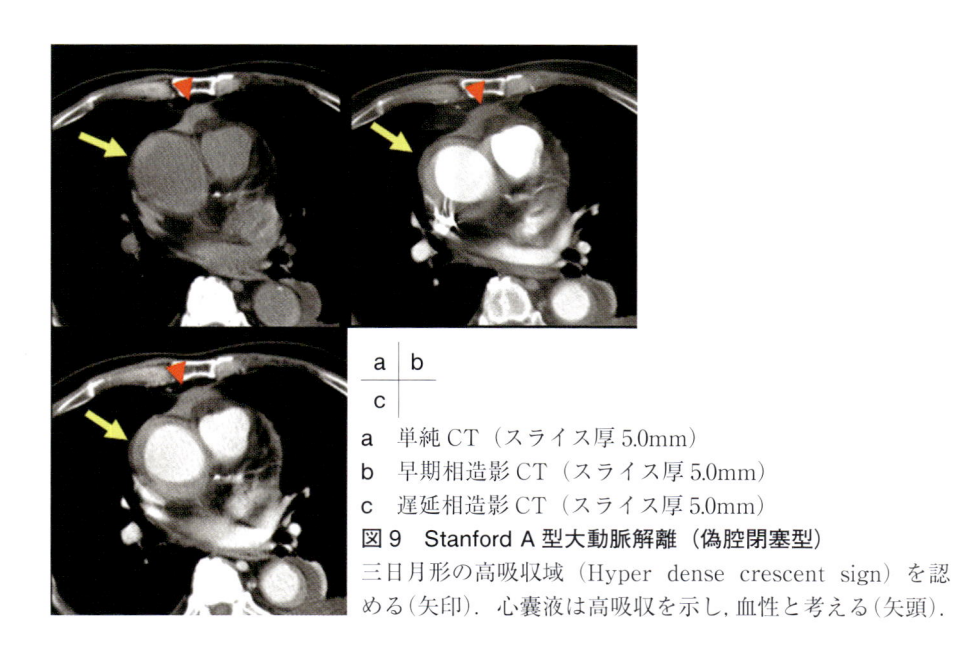

a	b
c	

a 単純 CT（スライス厚 5.0mm）
b 早期相造影 CT（スライス厚 5.0mm）
c 遅延相造影 CT（スライス厚 5.0mm）

図 9 Stanford A 型大動脈解離（偽腔閉塞型）
三日月形の高吸収域（Hyper dense crescent sign）を認める（矢印）．心嚢液は高吸収を示し，血性と考える（矢頭）．

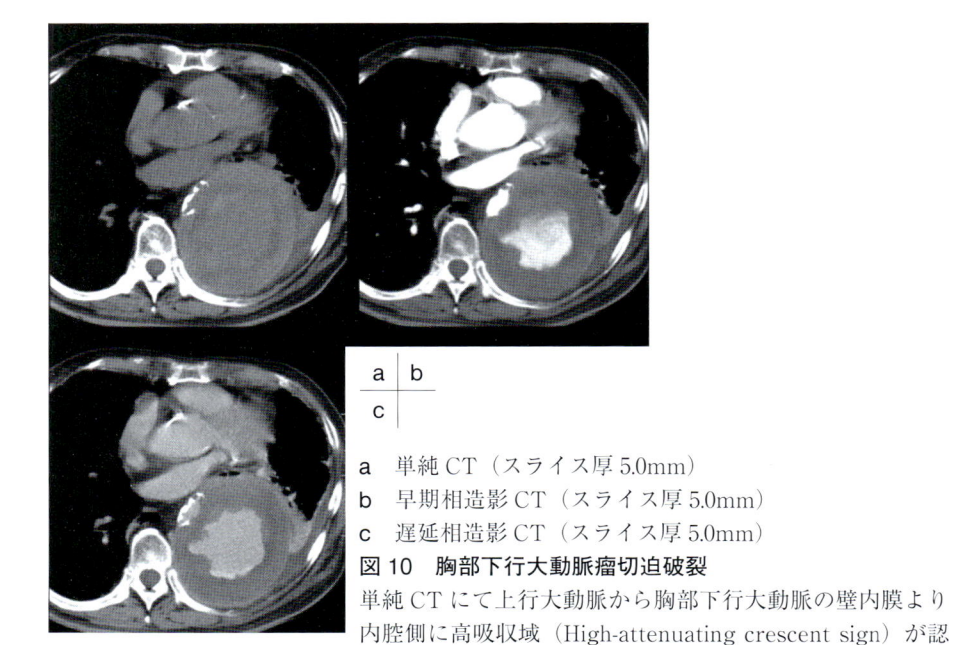

a 単純 CT（スライス厚 5.0mm）
b 早期相造影 CT（スライス厚 5.0mm）
c 遅延相造影 CT（スライス厚 5.0mm）
図 10　胸部下行大動脈瘤切迫破裂
単純 CT にて上行大動脈から胸部下行大動脈の壁内膜より内腔側に高吸収域（High-attenuating crescent sign）が認められる．

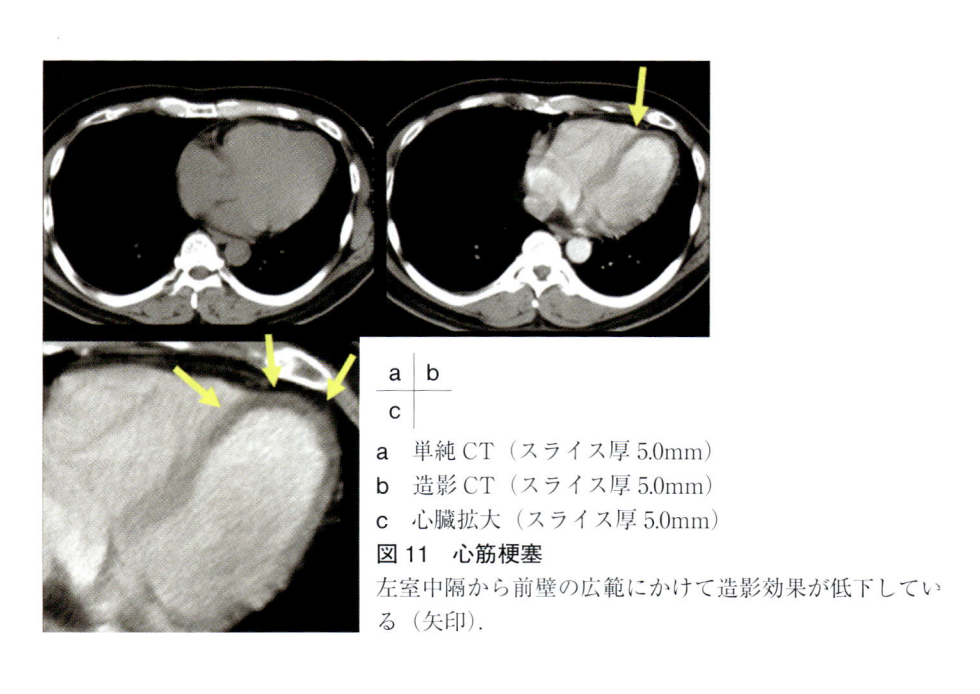

a 単純 CT（スライス厚 5.0mm）
b 造影 CT（スライス厚 5.0mm）
c 心臓拡大（スライス厚 5.0mm）
図 11　心筋梗塞
左室中隔から前壁の広範にかけて造影効果が低下している（矢印）．

「咳」

結核1（図12）
依頼目的：胸部単純撮影にて胸部異常影.

読影レポート：両側肺野に粒状影が多発しており，粟粒結核として典型的な所見である．

結核2（図13）
依頼目的：胸部単純撮影にて胸部異常影．

読影レポート：左上葉S1+2～S6に気管支周囲に分布する粒状影が多発している（矢印）．気管支内に粘液散見が見受けられ，結核が疑われる．左主気管支壁が肥厚し，内腔が右と比較して狭小化している（矢頭）．気管支結核の合併が示唆される．

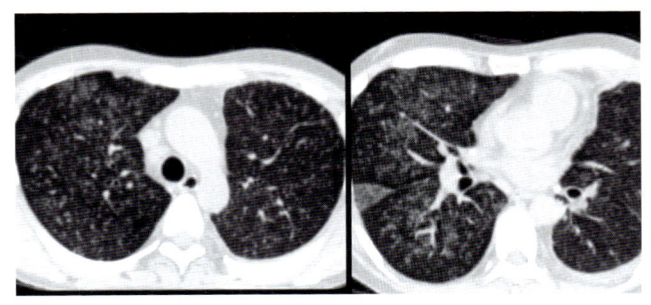

a │ b

a　大動脈弓部レベル（スライス厚1.25mm）
b　心基部レベル（スライス厚1.25mm）
図12　結核1
両側肺野に粒状影が多発している．

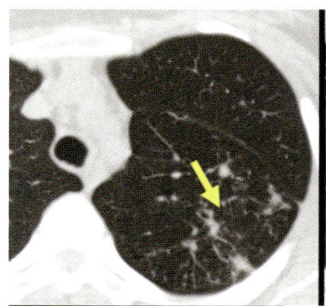

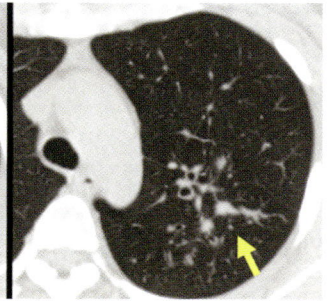

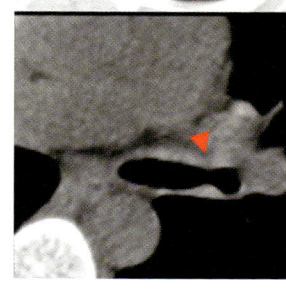

a 大動脈弓直上レベル（スライス厚 1.25mm）
b 大動脈弓部レベル（スライス厚 1.25mm）
c 気管支拡大（スライス厚 1.25mm）

図 13　結核 2
気管支周囲に分布する粒状影が多発している（矢印）．
左主気管支壁が肥厚し，内腔が右と比較して狭小化している
（矢頭）．

心エコー

胸痛から診る心エコー

　胸痛と聞くと，多くの人は心臓発作と考えてしまい，最悪の事態を想像するが，心臓とは関係なく起こる場合も多いといわれている．胸痛には非常にさまざまな種類が存在し，痛みの強さも，軽いものから激痛までさまざまである．痛みというよりも胸部の圧迫感や胸を掴まれるような重圧感を訴えることが多い．痛みの部位は，胸部の中心や心窩部に発生し，背中，顎，左肩に痛みが広がることもある．悪心，めまい，息切れ，冷や汗を伴うこともある．

　ここでは心臓に原因がある胸痛のうち，心エコー検査で留意すべき疾患，急性心筋梗塞，大動脈解離，心タンポナーデを採り上げる．

急性心筋梗塞

　心筋梗塞とは，心臓に栄養を供給している冠動脈の血流が，動脈硬化による狭窄や閉塞または何らかの原因により血栓が血管内に進入することにより障害を受け，血流量が低下または遮断され，心筋が虚血状態になり壊死してしまった状態をいう．一般に，急性に発症することから急性心筋梗塞（AMI: acute myocardial infarction）といわれている．

　心筋が壊死にまで至らない前段階を狭心症といい，狭心症から急性心筋梗塞までの一連の病態を，近年では急性冠症候群（ACS: acute coronary syndrome）と表現するようになっている．

　前段階の狭心症には3つの病態が存在する．

(1) 労作性狭心症（effort angina pectoris）

　　動脈硬化により発症する場合が多く，運動などにより酸素消費に見合う血流量が得られず，心筋虚血に陥る状態である．発作時以外では壁運動および心電図は正常である．

(2) 安静狭心症 (rest angina pectoris)

　　動脈硬化などの器質的変化が存在せず，何らかの原因で冠動脈が血管攣縮により血流量が低下し，心筋虚血に陥る状態である．発作時以外では壁運動および心電図は正常である．

(3) 不安定狭心症 (unstable angina pectoris)

　　最も急性心筋梗塞になりやすい病態である．症状が最近3週間以内に発症した場合や発作が増悪している状態をいう．

　いずれの状態であっても，心エコー検査では発作（胸痛・圧迫感）時にリアルタイムで壁運動低下が観察でき，非常に感度のよい検査であることがわかる．

基本断層像

1　左室長軸断層像

　第3，4肋間に探触子をあて，左室・左房・大動脈弁が観察できる断面を描出する．左室中隔壁，前壁，後壁の観察に適している（図1）．

2　左室短軸像

　左室長軸像が描出された位置で，探触子を90°時計方向へ回転すると短軸像が得られる．左室基始部から心尖部まで扇走査にてくまなく観察する．左室長軸断層像では評価しづらい側壁，下壁の観察に適している（図2）．

　これらの基本断層像において壁運動を評価し，血流障害を受けている冠動脈を推測する．超音波断層像と冠動脈の支配領域の関係を図3に示す．

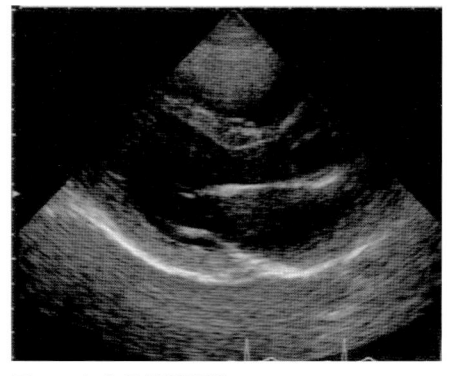

図1　左室長軸断層像

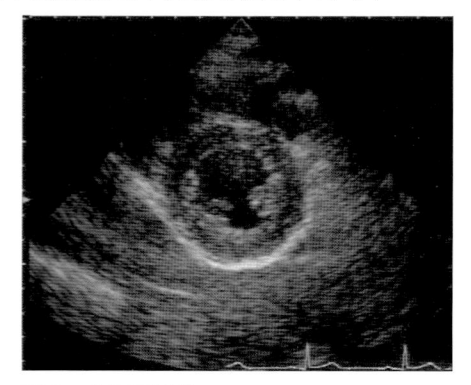

図2　左室短軸像

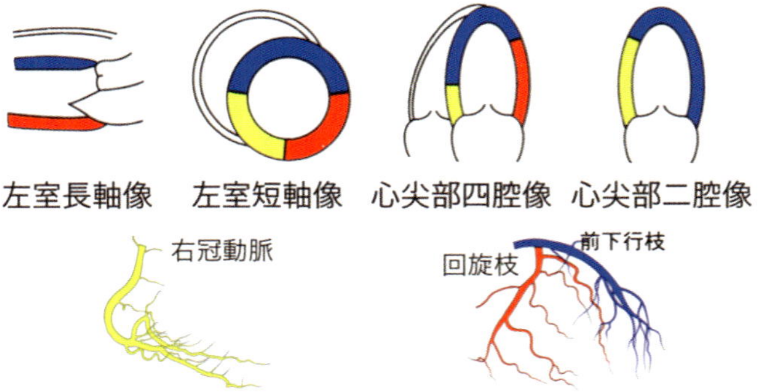

図3　超音波断層像と冠動脈の支配領域の関係

壁運動の評価

(1) 正常運動（normokinesis）

　　正常の壁運動をいう．収縮期には壁厚が増加し規則正しい運動を示す．

(2) 壁運動低下（hypokinesis）

　　周囲の壁に比べ，壁運動が低下した場合をいう．

(3) 無運動（akinesis）

　　壁運動が消失した状態をいう．しかし，周囲の壁が障害を受けていないとき多少動いているように見える場合があるので注意深い観察が必要となる．基本的に壁運動が消失するほどの障害を受けた壁は壁厚変化が見られない．

(4) 奇異性運動（dyskinesis）

　　収縮末期に外側へ膨らむような壁運動をいう．通常とは逆の動きを示す．

ここがポイント

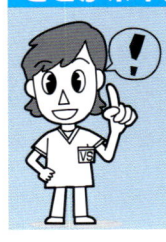

　救急現場においては，Bモード画像により壁運動低下部位を検出することが最大の目的である．それには心エコーの基本断層像と冠動脈の支配領域を念頭に置いた検査が必要となってくる．

合併症のチェック

(1) 自由壁破裂

後壁から側壁が破裂し，心腔内への血液貯留による心タンポナーデでショック状態になり，急速に死に至る危険な状態である．心臓周囲に内部エコーを伴ったエコーフリースペースとして描出される（図4）．

(2) 心室瘤

・真性心室瘤

心尖部に多く見られ，急性心筋梗塞により菲薄化した壁が膨らんだ状態である．一般的に瘤部分は外側へ膨らみ，正常部と心室瘤との境に hinge point とよばれる壁運動の異なる部分が存在する（図5）．

・仮性心室瘤

小さな左室壁破裂が根本にあり，心膜の癒着により瘤様に変化したものである．下壁梗塞に合併することが多いといわれている（図6）．

(3) 壁在血栓

心室瘤や心尖部梗塞の症例に見られることが多い．心尖部においては通常使用する 3.5MHz のセクタ型探触子では明瞭に描出されない場合が多く，小児用の 5.0MHz を用いるなどの工夫が必要である（図7）．

(4) 乳頭筋断裂

乳頭筋断裂においては，重度の僧帽弁逆流が発生する頻度が高く，心不全に移行しやすい．

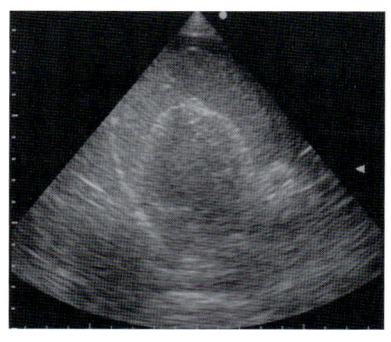

図4 内部エコーを伴ったエコーフリースペース

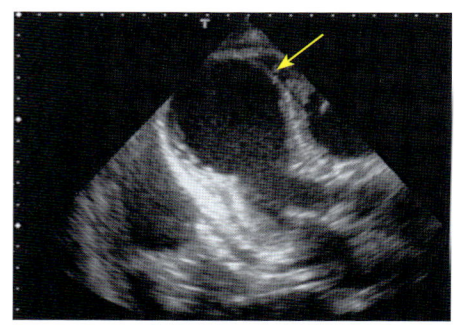

図5 真性心室瘤（矢印）

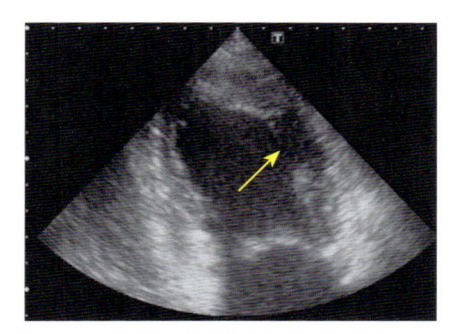

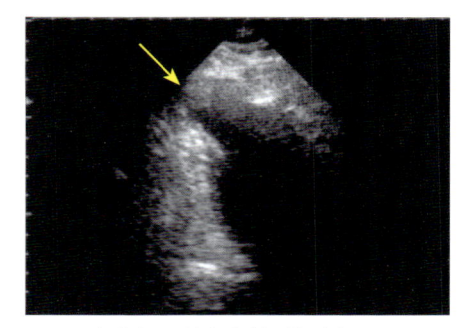

図6　仮性心室瘤（矢印）　　　　　図7　心尖部の壁在血栓（矢印）

Question

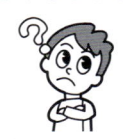

胸痛発作時に心エコー検査をするにあたり，知っておくとよい情報はありますか？

Answer

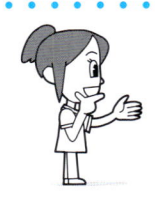

心電図と血液データがあります．その詳細を以下に示します．

1（心電図）

急性心筋梗塞における心電図所見の特徴は，ST上昇，異常Q波，冠性T波に代表されますが，これらの変化は時間とともに出現し変化します．最も早期に出現するのはST上昇で心筋の血流障害を反映しています．その後異常Q波が出現しますが，この異常Q波は心筋の壊死を反映しています．心エコー検査時に心電図情報があれば，よりスピーディーな検査が可能となります．（表1）

表1　心電図誘導と障害部位，支配冠動脈の関係

ST上昇を示す誘導	障害部位	支配冠動脈
V3, V4	前壁	左冠動脈前下行枝
V1, V2, V3, V4	前壁中隔	左冠動脈前下行枝
I, aVL, V5, V6	側壁	左冠動脈回旋枝，左冠動脈主幹部
II, III, aVF	下壁	右冠動脈，左冠動脈回旋枝
V7, V8, V9	後壁	左冠動脈回旋枝

2（血液データ）

心筋梗塞では心筋細胞が破壊され細胞から酵素が血液中に漏れてきます．代表的なものがCPK（クレアチンフォスフォキナーゼ）で，発症後数時間で血液中に増えてきます．そのため心筋梗塞になったかどうか，どの時期に起こったかの判断の助けになります．表2に主な心筋マーカーと検査目的を示します．

表2　検査目的と心筋マーカー

検査目的	H-FABP	ミオグロビン	CPK-MB	心筋トロポニン	ミオシン軽鎖I
心筋梗塞の早期診断	○	○	○	○	
発症後時間の経過している場合				○	○
再梗塞の診断	○	○	○		
重傷度の診断				○	○
虚血の診断	○	○		○	
再灌流治療後の効果判定			○	○	

大動脈解離

　動脈壁は内腔より内膜，中膜，外膜の3層構造を呈している．何らかの原因で内膜に亀裂が生じ，中膜層に血液が流入し内膜が剥がれた状態になる．これを動脈解離という．その原因の多くは動脈硬化に高血圧を合併した状態が考えられる．

　動脈解離はその発生場所により分類され，DeBakey分類とStanford分類がある（図8）．

DeBakey Ⅰ型　　上行大動脈部から弓部，下行大動脈部，腹部大動脈へ連続した解離が認められる場合．
DeBakey Ⅱ型　　上行大動脈に限局した解離が認められる場合．
DeBakey Ⅲa型　　下行大動脈に解離が認められる場合．
DeBakey Ⅲb型　　下行大動脈から腹部大動脈に連続した解離が認められる場合．
Stanford A型　　解離が上行大動脈に存在する．
Stanford B型　　解離が上行大動脈に存在しない．

　救急では上行大動脈に解離が存在するか否かによって，治療方針が大きく変わる（後述）ため，基本的にStanford分類を把握しておく必要がある．

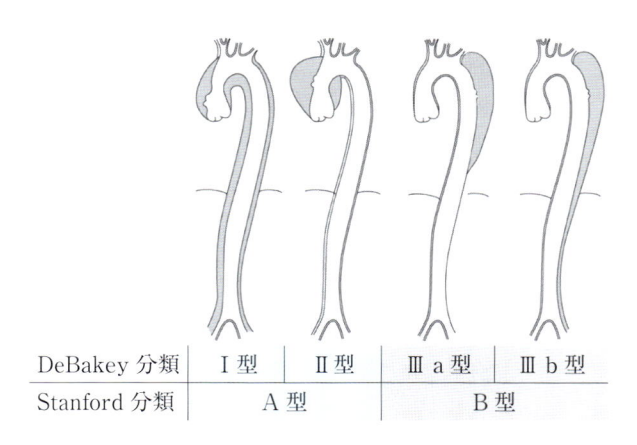

図8　大動脈解離の分類

心エコーのチェックポイント

　血管内腔に解離した内膜像（intimal flap）を描出するのが決め手となる．その他，以下に挙げるポイントをおさえておきたい（図9）．

(1) Stanford 分類を行う．

　　Stanford A 型は外科的手術の適応となり，B 型は保存的療法がとれる場合が多い．

(2) 心タンポナーデの有無

　　Stanford A 型においては解離が心膜へ及ぶ場合があり，そのときは心膜腔内に内部エコーを伴った液体貯留として描出され，心タンポナーデとなる．

(3) 大動脈弁逆流の有無

　　Stanford A 型の場合，解離が大動脈弁輪部に及ぶと逆流を生じることが多い．

(4) 左室壁運動の低下の有無

　　Stanford A 型の場合，解離が上行大動脈起始部に及ぶと冠動脈閉塞を起こす場合がある．左室の局所壁運動の低下がないか確認する．

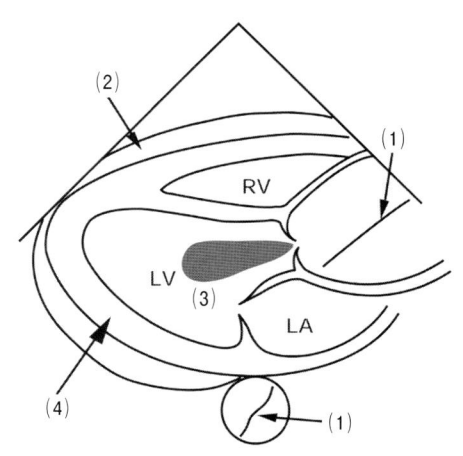

図9　心エコーのチェックポイント

実際のエコー像

血管内腔に解離した内膜は，線状の高エコー像として描出される．

上行大動脈の解離は，左室長軸断層像で描出される（図10）．

弓部の解離は，胸骨上縁からのアプローチで描出される（図11）．

下行大動脈の解離は，左室長軸像または左室短軸像で左房から僧帽弁の後方付近に描出される（図12）．

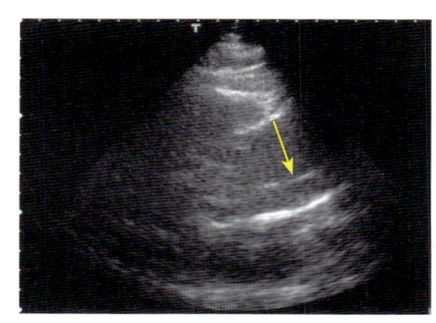

図10　上行大動脈の解離（矢印）
Stanford A型に分類され，外科的手術の適応となる．

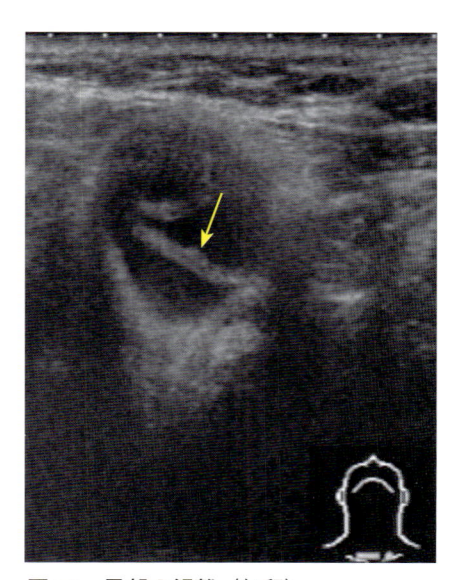

図11　弓部の解離（矢印）
Stanford A型に分類され，外科的手術の適応となる．

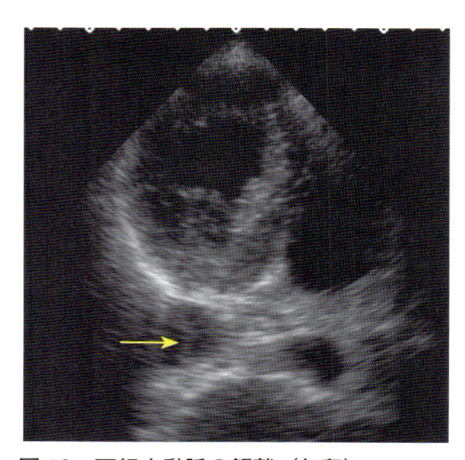

図12　下行大動脈の解離（矢印）
Stanford B型に分類され，保存的療法が選択される場合が多い．

心タンポナーデ

　心臓と心臓を覆う心外膜の間に液体が大量に貯留することによって心拍動が阻害された状態をいう．特に大動脈解離の上行大動脈型等の大血管損傷や心筋梗塞による自由壁破裂が原因によることが多い．急速に死に至る可能性が高く，特徴的な超音波像を示すことから，胸痛における重要な注目ポイントとされる．心タンポナーデ自体は2次的変化の現れであり，心エコーではその原因究明が最も重要な役目である．

心エコーのチェックポイント

　左室長軸断層像で，右心室の壁運動をMモード法で観察することにより評価する．拡張早期に壁運動の虚脱が見られる（図13）．初期においては，右房壁の虚脱が先に出現するといわれている（図14）．また，貯留液体の内部エコーに注目し，その原因疾患の検索を行う．

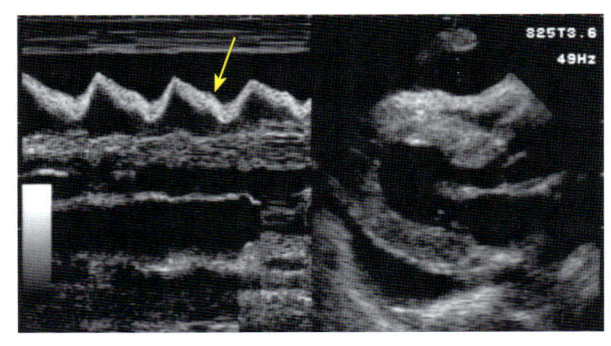

図13　右心壁の虚脱（矢印）

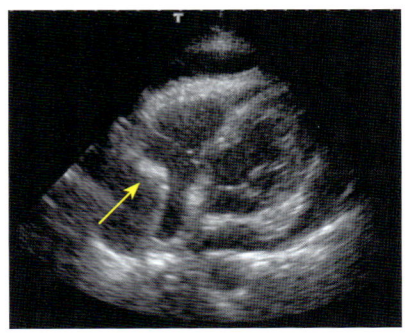

図14　右房壁の虚脱（矢印）

ここがポイント

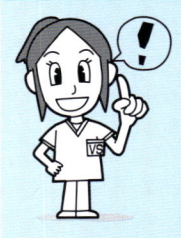

貯留液体の内部エコーに注目！

　胸痛発作来院された患者さんの場合，貯留液体の内部エコーが原因究明の重要なポイントとなる．内部エコーの存在する貯留液体では，前述の急性心筋梗塞による自由壁破裂や大動脈瘤破裂等の重篤な疾患が考えられ，緊急な処置を必要とする場合が多い（図15）．

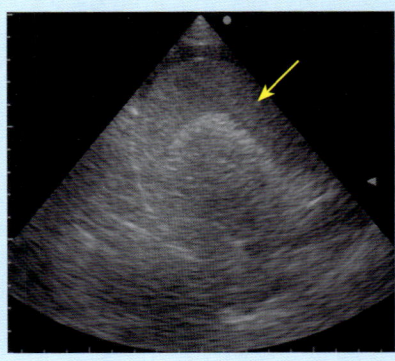

図15　内部エコーを伴った液体貯留（矢印）

Question

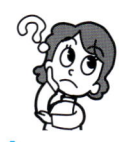

　心拍動が阻害された状態とはどのようなものですか？

Answer

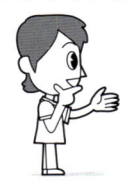

　心嚢内に貯留した液体の量や貯留液体の性状で判断されるものではなく，心膜腔の内圧が上昇し，拡張障害や拍出量低下を来す状態を心タンポナーデといいます．

腹部骨盤CT

　激痛を主な特徴とする腹部の急性疾患で，限られた時間内にその治療方針を決定する必要がある疾患群を便宜的に急性腹症と総称している．急性腹症の原因疾患は，外科的疾患や，婦人科疾患のほか，内科・泌尿器科・小児科的疾患など多岐にわたり，臨床の現場でCT検査を施行する際には原因疾患が絞り込まれていることは少ない．

　したがって，急性腹症のCT検査を行う場合，疾患ごとに撮影法（造影法）を考えるのは効率が悪く，患者の症状，痛みの部位にあわせて撮影法を決定するのが理解しやすい．ここでは，「上腹部の痛み」「下腹部の痛み」「背部の痛み」「その他の症状」の各症状別に撮影法（造影法）を解説する．

ポジショニング

　基本的には仰臥位，両腕挙上の体位で撮影するが，患者さんの状況によって臨機応変に対応する．両腕挙上ができない場合は，腕を体前面に配置するなどの工夫でアーチファクトの低減につながる．ただし，造影剤使用の場合は穿刺部位や造影チューブの長さや位置に十分注意する必要がある．

　フィートファーストでポジショニングする．フィートファーストにすると，患者さんの状態を観察しやすくなる．また，撮影室の広いスペースに点滴台，インジェクターなどを配置できるので，急変時に寝台を下げる際も容易となる．

　仰臥位がつらい場合，膝の下に枕などを置くと比較的安楽が得られやすい．

　ポジショニング時にさりげなく症状（痛い場所）を聞いてみよう．検査オーダーに詳細が記載されていないときには撮影の参考にする．

「上腹部が痛い」ときの撮影

- 上腹部の単純（可能なら 2 〜 3mm）
- 上腹部の動脈優位相（可能なら 2 〜 3mm）
- 腹部全体の門脈相（平衡相）

撮影プロトコル（上腹部）

管電圧 (kV)	管電流	回転時間 (sec/rot.)	ビームピッチ	スライス厚（mm）
120	CT-AEC (SD=10)	0.5	0.828	2 〜 3

造影プロトコル（上腹部）

濃度 (mgI)	量 (mgI/kg)	造影剤注入時間	撮影遅延時間（秒）	
			動脈優位相	門脈相
300	500 〜 600	30 秒	ボーラストラッキング法または 35 秒	動脈相終了 30 秒後または 70 秒後

※当院における撮影プロトコル：64 列 MSCT（Aquilion64：東芝）

　痛みの原因の1つとして局所の炎症が挙げられる．一般的に炎症反応とは，微小循環系が分布している組織の有害刺激に対応する局所性反応のことで，通常の炎症では，微小循環系は一過性に収縮した後，拡大し，通常は閉じている毛細血管床が開き，血流量が増加する[1]．したがって，炎症のある部位は，造影CTにて造影増強効果が期待できる．

　ただし，上腹部には造影剤でよく染まる臓器が隣接しているため，通常の実質相1相撮影では，この炎症反応を画像として表現することが困難となる場合が多い．上腹部において，炎症のある部位を画像として表現するには動脈優位相の撮影が有効である．

想定する疾患	急性胆嚢炎・総胆管結石・急性膵炎など

Question

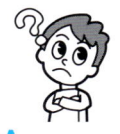

上腹部に症状がある場合，下腹部まで撮影する必要はありますか？

Answer

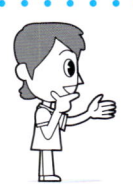

撮影したほうが良いと思います．多くの場合急性虫垂炎は上腹部痛（内臓痛）から始まります．虫垂炎は頻度の高い疾患ですので，下腹部までの撮影が望ましいと考えられます．

急性胆嚢炎

急性胆嚢炎とは，胆嚢に生じた急性の炎症性疾患で多くは胆嚢結石に起因し，無石胆嚢炎は 5 ～ 15% である[2]．典型例では右季肋部疼痛，発熱，白血球増多，軽度のビリルビン血症を呈する[3]．

Question

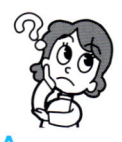

急性胆嚢炎の CT 所見は？

Answer

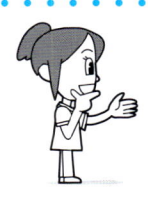

一般的には，胆嚢壁肥厚・不整，胆嚢周囲脂肪織内の吸収値上昇，胆嚢腫大，胆嚢周囲の液体貯留，漿膜下浮腫，胆汁の高吸収化，などが挙げられます．他に胆嚢炎を示唆する所見として，造影動脈優位相にて胆嚢と接する肝臓実質部が濃染する所見があります．この所見は比較的高率に認められ肝臓実質相で認められることは少ないです（図 1，図 2）．

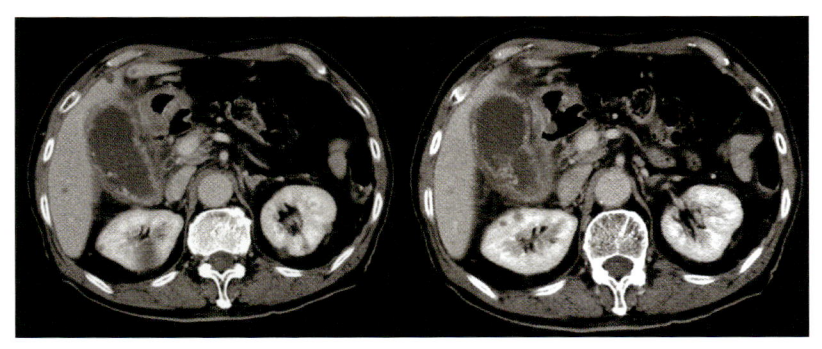

図1 胆嚢炎典型例
胆嚢は腫大し，壁は不整に肥厚している．胆嚢周囲の脂肪組織は吸収値が上昇し炎症の波及を示している．胆嚢内には結石を認める．

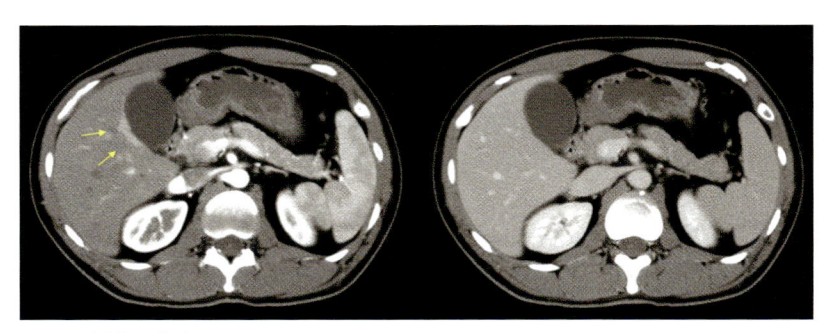

図2 急性胆嚢炎
胆嚢壁肥厚，腫大は明らかではないが，肝の胆嚢床には動脈優位相で染まりを認め，炎症の波及を示唆している（↑）．門脈優位相では，肝の染まりを認めない．

Question

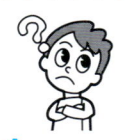

急性胆嚢炎におけるCTの役割は？

Answer

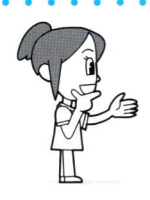

急性胆嚢炎の診療ガイドラインによると，急性胆嚢炎が疑われるが，臨床所見，血液検査，超音波検査によって急性胆嚢炎の確定診断が困難な場合，あるいは局所合併症が疑われる場合とされています．したがっ

て，撮影範囲やFOVの大きさに注意が必要でしょう．また，超音波検査では得られない所見（先に述べた肝濃染像など）を表現することが大事だと思います（図3）．

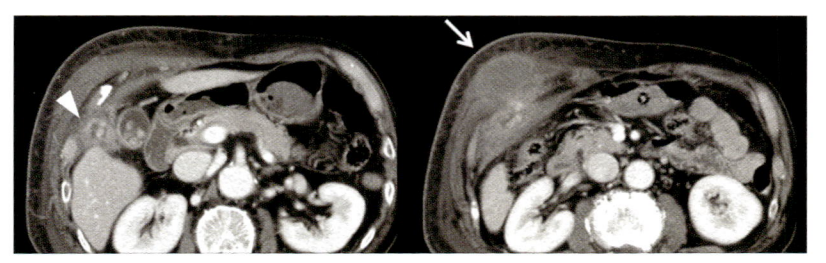

図3　急性胆嚢炎における胆嚢穿孔および膿瘍形成
胆嚢外に結石が存在しており，穿孔が疑われる（矢頭）．また，腹壁に膿瘍を形成している（↑）．

Question

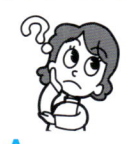

WW／WLの調整は？

Answer

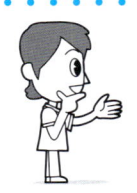

脂肪組織の濃度変化を観察するので，実質臓器のコントラストが極端に低下しない程度で脂肪が表現できるWW／WLに設定するのが望ましいです．これは，他の急性腹症の原因疾患においても同様です．

総胆管結石

原発性の結石は胆道感染やファーター乳頭の炎症などによる胆汁のうっ滞が原因となり胆管で形成される．二次性の結石は胆嚢で形成されるが胆管に移動する．原発性の結石では中等度に高吸収の色素結石が多く，造影CTでは胆道壁や周囲組織の吸収値が上昇するため，結石の検出率が低下する．したがって，総胆管結石が疑われる場合は単純CTが必須となる．

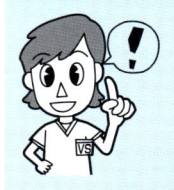

ここがポイント

単純 CT が必須であるが，コントラスト低下を防ぐために Thin Slice（2〜3mm 程度）での撮影が望ましい．また，造影 CT においても結石と胆汁とのコントラストが変化しているわけではないので，MPR を再構成することで明瞭に描出することができる（**図4**）．

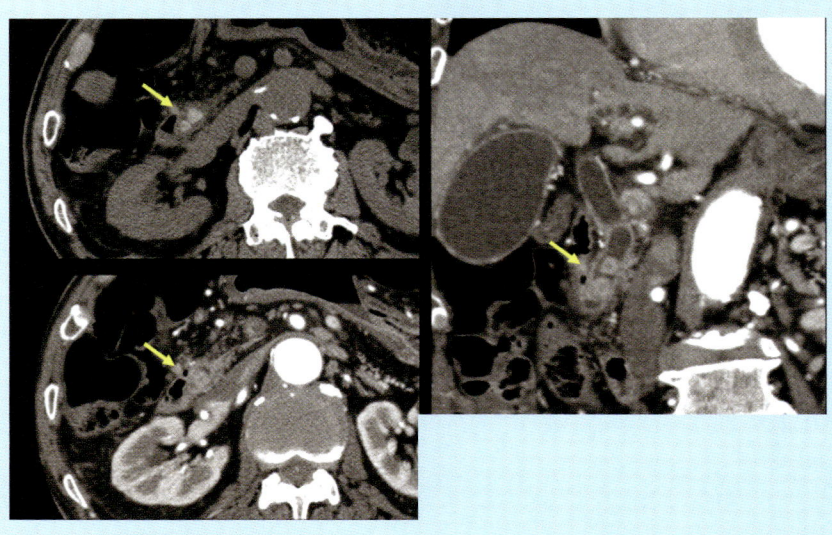

図4　総胆管結石
単純 CT では結石の存在が明らかだが，造影 CT では不明瞭となる．しかし，MPR では胆汁とのコントラストが保たれているため，結石の存在を確認できる．

急性膵炎

　急性膵炎とは，自己の産生，分泌する消化酵素によって膵組織が消化される病態をいう．自己消化の過程において，各種消化酵素やその酵素作用で生じた物質が腹膜腔や後腹膜腔へ滲出し，あるいは血中へ逸脱する．
　症状としては，上腹部の激痛がほとんど必発する．その他として膵周辺の滲出液のもたらす腸管麻痺に起因する腹部膨満感，腰背痛などが出現する．

Question

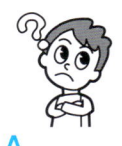

急性膵炎のCT所見は？

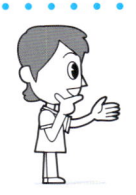

Answer

膵腫大，膵周囲の脂肪組織吸収値上昇，液体貯留，仮性嚢胞形成，膵実質densityの不均一化，膵壊死などが挙げられます（図5）．

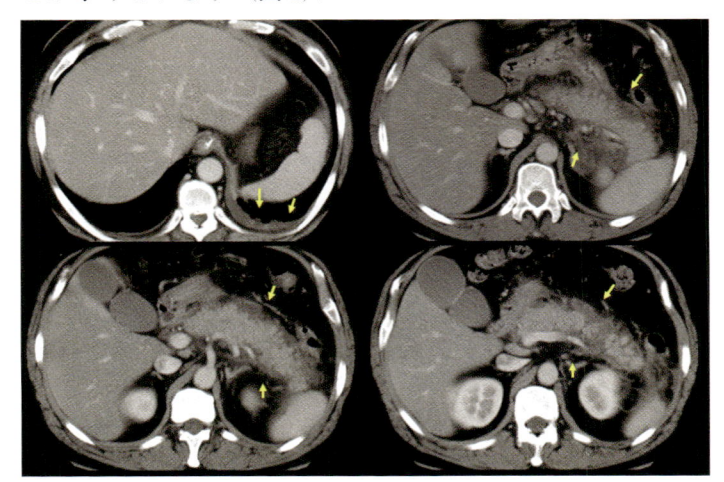

図5 急性膵炎
膵周囲から前腎傍腔に液体貯留および脂肪組織の吸収値上昇を認める．膵実質は均一に造影されており，壊死を示唆する所見は認めない．

Question

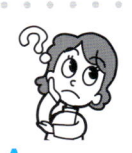

CTによる急性膵炎の重症度判定とは？

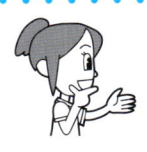

Answer

急性膵炎の重症度を判定する基準は多数存在しますが，現在は表1に示す判定基準が推奨されています[4]．この中で，膵外進展度に関しては単純CTでも評価可

能ですが，膵壊死の程度を評価する膵臓影不領域に関しては造影CTが必須となります．

表1　造影CTによるCT Grade分類

膵造影不領域 \ 膵外進展度	前腎傍腔	結腸間膜根部	腎下極以遠
膵周囲のみあるいは各区域に限局	Grade 1	Grade 1	Grade 2
2つの区域にかかる	Grade 1	Grade 2	Grade 3
2つの区域全体あるいはそれ以上	Grade 2	Grade 3	Grade 3

膵外進展度　：3つに分類して判定：前腎傍腔，結腸間膜根部，腎下極以遠
膵造影不領域：便宜的に，3つの区域（膵頭部，膵体部，膵尾部）に分けて判定する
　　　　　　　膵周囲のみあるいは各領域に限局，2つの区域にかかる，2つの区域全体あるいはそれ以上

ここがポイント

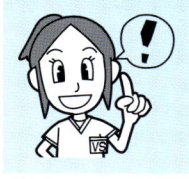

膵実質の造影ピークは，肝臓と比して10秒程度遅れてくる．急性膵炎と分かっている状態で撮影する場合は，撮影タイミングを考慮する．

Question

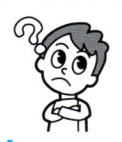

急性膵炎の患者さんに造影剤を投与しても良いのですか？

Answer

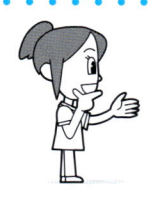

現在，造影剤の添付文書では急性膵炎は原則禁忌の項に設定されています．しかし，急性膵炎診療ガイドライン2010の参考資料によると，原則禁忌に至る経緯や詳細な根拠は確認できなかったとしています．また，国内において急性膵炎を合併症としていた症例で，急性膵炎の症状が増悪したとの報告はないとしていますさらに，米国およびEUの主要国においては，急性膵炎は原則禁忌に設定されていないとしています[4]．以上から，明言はされていないものの，急性膵炎のあ

る患者に対して造影剤を使用することに大きな問題はないと読み取れます.

Fitz-Hugh-Curtis症候群

　Fitz-Hugh-Curtis症候群は,生殖器感染症が腹腔内に進入し,特に肝周囲炎を引き起こした症候群で,現在ではChlamydia trachomatisが主な起因菌となっている.症状としては,右上腹部痛を訴えることが特徴で,骨盤内の症状がない場合も多く,胆嚢炎,肋骨骨折などと誤診されやすい.腹痛を主訴に受診した30歳未満の女性患者155名のうち9名(5.8%)がFitz-Hugh-Curtis症候群と診断された[5]との報告もあり見過ごせない病態と考えられる.

　Fitz-Hugh-Curtis症候群の確定診断は厳密には腹腔鏡で肝表面の炎症や癒着を観察し,同部からの起因菌の検出が必要であるが,本症は抗生物質の投与で軽快する良性疾患であることや,若年女性に多い疾患であることから非侵襲的な診断方法が望まれる.造影CTは,比較的低侵襲であることから有効な検査法であると考えられる.

ここがポイント

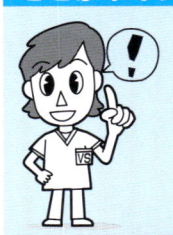

Fitz-Hugh-Curtis症候群のCT診断には,動脈優位相の撮影が必須である.肝周囲の濃染像は,動脈優位相で認められ肝実質相で認められることはほとんど無い.比較的若年女性の上腹部痛(特に右側)では,動脈優位相を撮影することが良いと考えられる(図6).

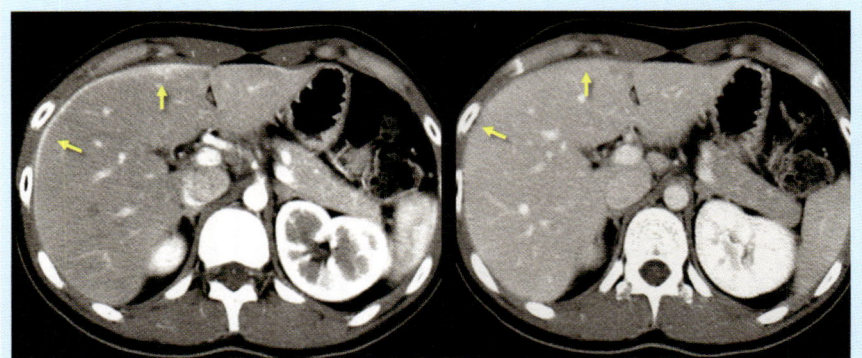

図6　Fitz-Hugh-Curtis症候群
動脈優位相で,肝周囲に造影剤による濃染を認めるが,肝実質相では認められない.

「下腹部が痛い」ときの撮影

- 単純撮影は 5mm 以下のスライス厚で
- 造影は腹部全体の門脈相（平衡相）

撮影プロトコル（下腹部）

管電圧 (kV)	管電流（mA）	回転時間 (sec/rot.)	ビームピッチ	スライス厚（mm）
120	CT-AEC (SD = 10)	0.5	0.828	5mm 以下

造影プロトコル（下腹部）

量（mgI/kg）	造影剤注入時間	撮影遅延時間
500〜600	40 秒	70 秒

※当院における撮影プロトコル：64 列 MSCT（Aquilion64：東芝）

　下腹部痛を呈する疾患として，急性虫垂炎や憩室炎，婦人科疾患などが挙げられる．

　急性虫垂炎は基本的に手術の適応であるが，臨床的に似た病態を示す右結腸の憩室炎は，膿瘍や穿孔を伴わない限り内科治療に委ねられるため，その鑑別は重要となる．

想定する疾患	急性虫垂炎・憩室炎・卵巣腫瘍茎捻転など

急性虫垂炎

急性虫垂炎は，頻度の高い急性腹部疾患で，虫垂に急性炎症が発生したものである．炎症の程度により軽度なカタル性虫垂炎から中等度の蜂窩織炎性虫垂炎，高度の壊疽性虫垂炎に分ける分類が広く用いられる．

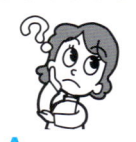

Question
虫垂炎の診断に造影は必要ですか？

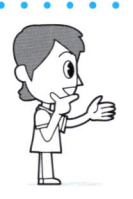

Answer
単純CTでの急性虫垂炎の正診率は高いとの報告もあります[6]が，腹腔内の脂肪が少ない方や，虫垂内の内容物と壁の濃度が同等の場合などは，単純CTのみでは検出が困難になります．また，他の疾患の鑑別も考慮して造影するのが望ましいと考えます（図7）．

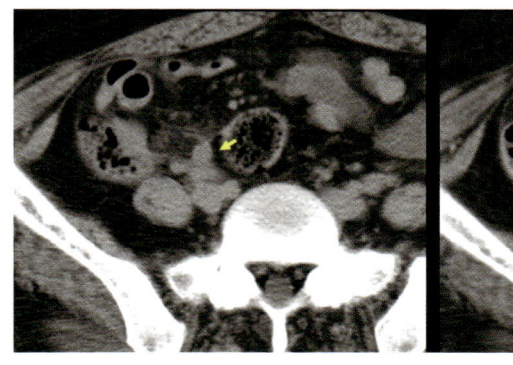

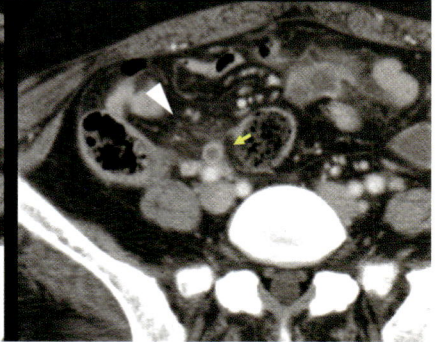

図7 急性虫垂炎
造影CTにて，虫垂の壁肥厚と腫大を認め，壁の強い染まりを認める．虫垂周囲脂肪組織の吸収値上昇を認める．単純CTでは，脂肪組織の吸収値上昇は認めるが，虫垂を同定することは困難である．

Question

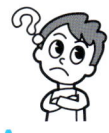

虫垂炎の代表的な CT 所見は？

Answer

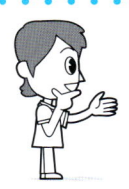

壁肥厚を伴う腫大した虫垂（6mm 以上），虫垂結石の存在，虫垂周囲脂肪組織の吸収値上昇，周囲腸管壁肥厚および膿瘍などが挙げられます．

ここがポイント

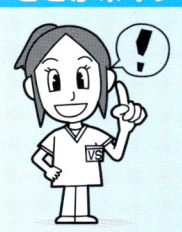

腹腔内の脂肪量が少ない場合や，虫垂の向きによっては虫垂の描出が困難な場合がある．そのような場合は，MPR にて描出を試みる（図8）．

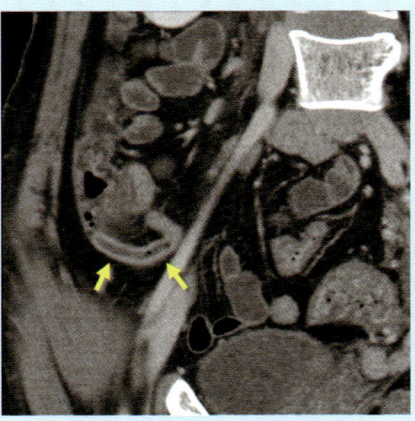

図8　急性虫垂炎
MPR 画像にて，壁肥厚を伴い腫大した虫垂をチューブ状の構造として表現されている．

憩室炎

憩室炎とは，憩室が炎症や細菌感染を起こした状態のことをいい，疼痛，悪寒，発熱，排便習慣の変化といった症状が認められる．憩室炎は，西洋人では下行結腸からS状結腸に多いが，東洋人では西洋人に比べて盲腸や上行結腸の憩室炎が多い．したがって，東洋人では急性虫垂炎との鑑別が重要となる．

Question

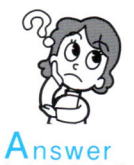

憩室炎のCT所見は？

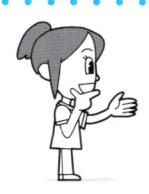

Answer

炎症を示唆する憩室の存在（壁肥厚，壁の高い造影増強効果，憩室周囲の脂肪組織の吸収値上昇），壁の3層構造が保たれた腸管壁肥厚，憩室の存在などが挙げられます．また，急性虫垂炎を否定するために，正常虫垂の同定も重要となります（図9，図10）．

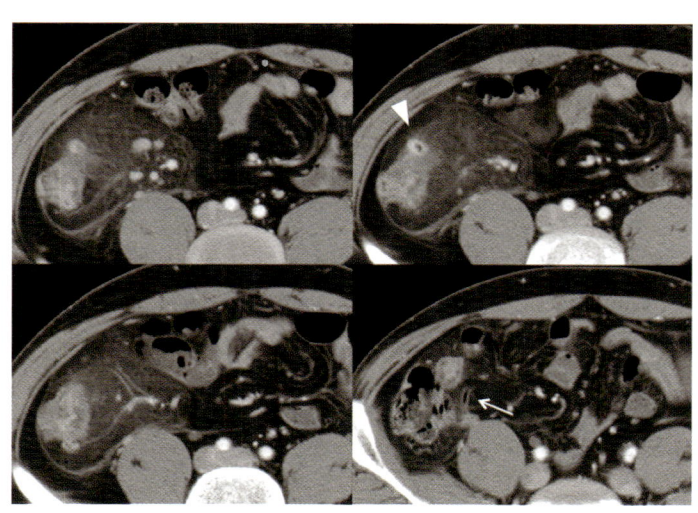

図9 上行結腸憩室炎
壁肥厚を伴い腫大した憩室を認める（矢頭）．
上行結腸の壁も肥厚し，周囲の脂肪組織の吸収値上昇も認める．
正常虫垂が確認できる（↑）．

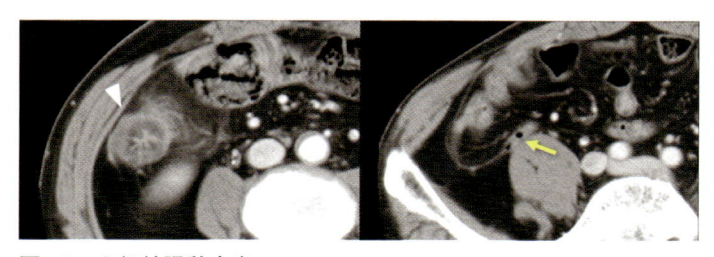

図10 上行結腸憩室炎
壁の3層構造が保たれており（矢頭），正常虫垂が確認できる（↑）．

卵巣腫瘍茎捻転

　卵巣腫瘍の茎捻転は，卵巣あるいは卵管が支持靱帯を軸にねじれを生じ，このため卵巣に血行障害を生じた病態で，婦人科疾患の急性腹症では子宮外妊娠に次いで頻度の高い疾患である[7), 8)]．捻転が急激に進行すると下腹部の激痛を訴える．右側の腫瘍が捻転した場合，急性虫垂炎が鑑別となる．

Question

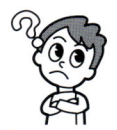

卵巣腫瘍茎捻転のCT所見は？

Answer

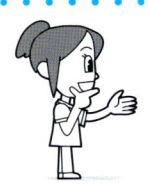

子宮方向への突出やそこに集中する血管，腫瘍内血腫，造影増強効果の欠如などが挙げられますが，卵巣血管を含む腫瘍茎の渦巻き状の捻転を描出できれば診断が確定的となります．

ここがポイント

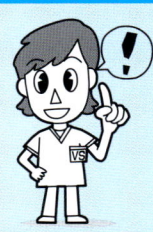

卵巣静脈を描出しよう．卵巣静脈は腎静脈に流入するので，丹念に追跡して同定しましょう．卵巣静脈が捻転していることが証明されれば，卵巣腫瘍の茎捻転が診断できます．そのためには，MPR画像を用いるのが良い方法です（図11）．

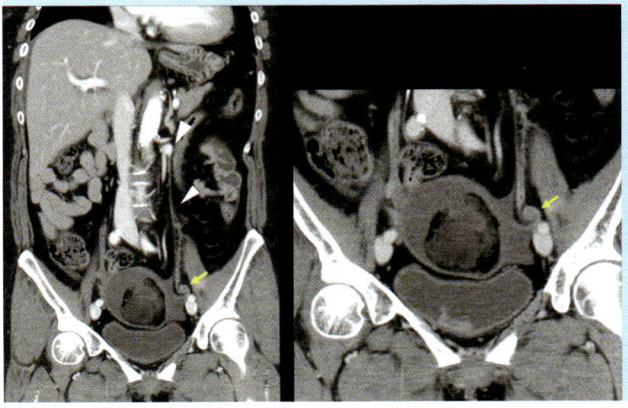

図11　卵巣腫瘍茎捻転
骨盤中央部に脂肪成分を含む腫瘤が認められる．MPRで腫瘍茎の血管を含む渦巻き状の陰影が確認できる（↑）．この血管は腎静脈に流入することから卵巣静脈であることが理解できる（矢頭）．したがって，腫瘤は卵巣由来のものであり，卵巣腫瘍の茎捻転と診断できる．

背部が痛いときの撮影

- 尿管結石は単純 CT で
- 尿路排泄相撮影は，動脈などの石灰化と紛らわしい場合，尿管破裂が疑われる場合などで行う

撮影プロトコル（尿路）

管電圧 (kV)	管電流（mA）	回転時間 (sec/rot.)	ビームピッチ	スライス厚（mm）
120	CT-AEC (SD = 10)	0.5	0.828	5mm 以下

造影プロトコル（尿路）

濃度 (mgI)	量 (mgI/kg)	単純 CT 撮影後 40mL 注入	本スキャン使用量 60 〜 100mL
300	500 〜 600	180 秒後 本スキャンへ	撮影遅延時間 120 秒

※当院における撮影プロトコル：64 列 MSCT（Aquilion64：東芝）

　背部痛を呈する疾患として，尿路結石，腎疾患，大動脈解離，急性膵炎などが挙げられる．ここでは，尿管結石の CT 撮影について述べるが，多くは単純 CT が重要となる．造影方法は各疾患によって異なってくるため，単純 CT の読影力が要求される．

想定する疾患	尿管結石など

尿管結石

　尿管結石とは，尿路結石の1つで，腎で産生された結石が尿流とともに尿管内に下降し，嵌入したもので，多くは仙痛発作として発症する．腎盂尿管移行部，総腸骨動脈との交差部，尿管膀胱移行部に多い．CTでは，結石は高吸収に描出される．

Question

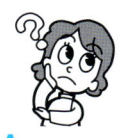

　いわゆるX線透過性の尿路結石もCTで描出できますか？

Answer

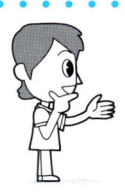

　できます．腹部単純写真で確認可能な尿路結石は60％程度とされており，いわゆるX線透過性結石が存在します[9]．しかし，X線透過性結石である尿酸結石やシスチン結石においても300HU以上のCT値を有

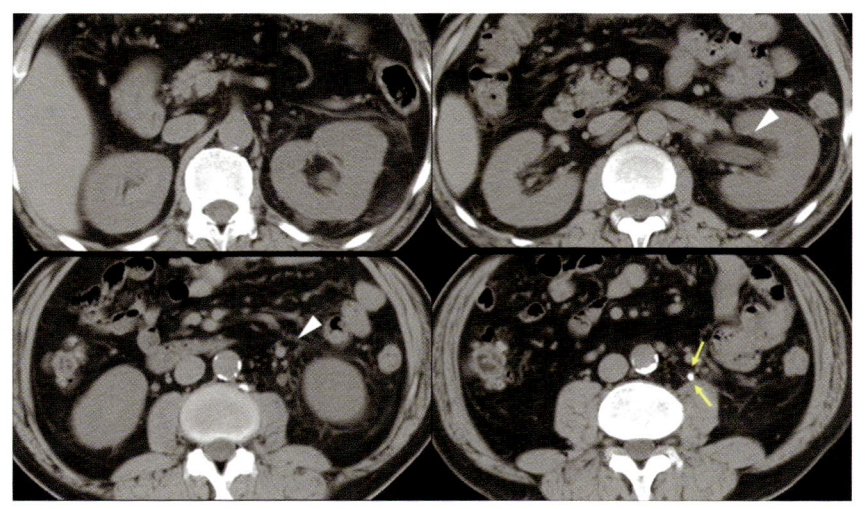

図12　尿管結石
左尿管内に結石を認め（↑），上部尿管および腎盂腎杯の拡張を認める（矢頭）．尿管閉塞の2次所見として，腎周囲の腎筋膜の肥厚を認める．

しており，単純CTにて十分描出可能です．すべての尿管結石はCTで検出できると言えるでしょう．例外としてHIV治療薬（Indianavir）による尿路結石はCT陰性と報告されています[10]．その場合は，造影が必要となります（図12）．

Question

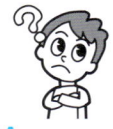

造影剤の使用は必要ですか？

Answer

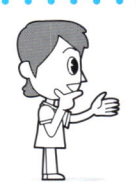

単純CTで結石が確認できれば造影の必要はありません．たとえ造影の指示があっても，医師と相談して造影検査を取りやめるのも，患者負担の観点から考えても有益なのではないでしょうか？

ただし，動脈などの石灰化と紛らわしい場合や，尿管破裂が疑われる場合は，尿路排泄相を撮影する必要があります（図13）．

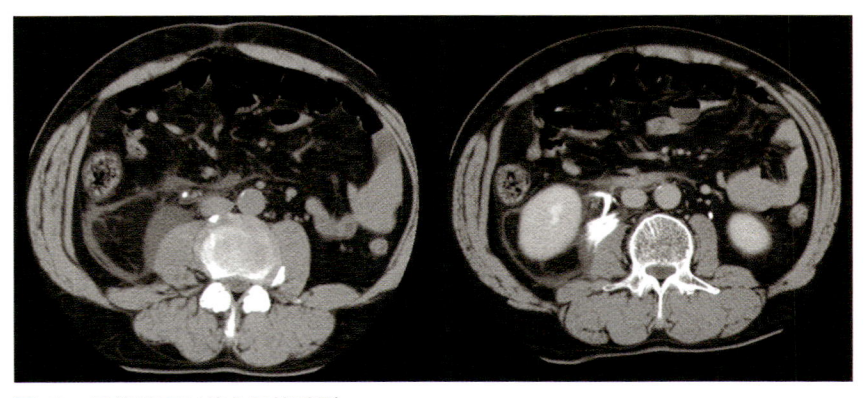

図13 尿管結石に伴う尿管破裂
単純CTで右尿結石が確認できる．造影CTでは，造影剤の尿管からの漏出を認め，尿管の破裂が疑われる．

その他の症状

消化管穿孔

　消化管の穿孔では，腹腔内に異常ガスを認めるが，画像の表示条件（WW／WL）の設定を誤ると異常ガスを見落とす原因となる．腹腔内においては，脂肪とガスのコントラストがつく程度のWW／WLが必要で，横隔膜下（肺野との境界）においては肺野条件に近いWW／WLの設定が必要となる（図14，図15）．

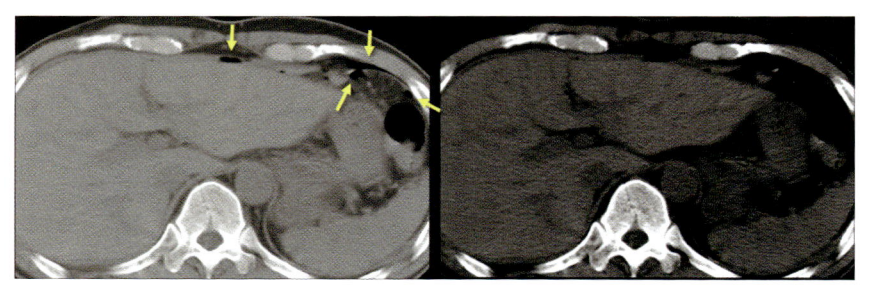

図14　十二指腸潰瘍穿孔
WW/WL：500/50 画像では肝前面，左腹腔内に異常ガスを認めることができるが，WW/WL：250/60 の画像では確認できない．適切な WW/WL の設定が需要である．

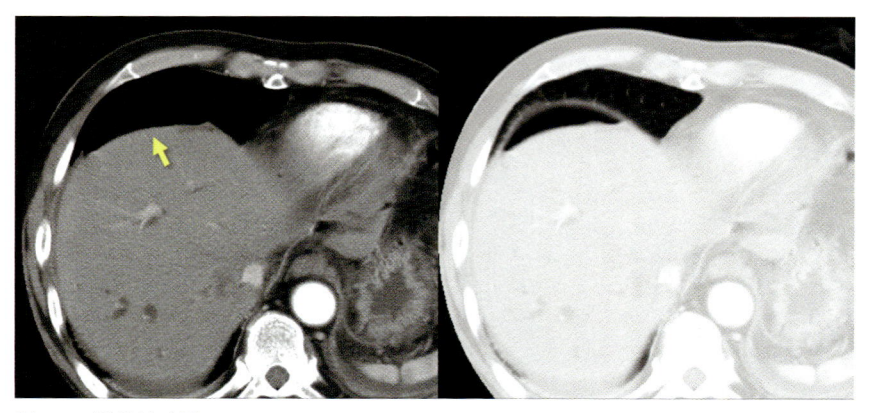

図15　消化管穿孔
横隔膜近傍で肺野と隣接する部位では，肺野条件での観察が必要となる．

イレウス

- 腹部全体を単純CTで
- スライス厚は5mm以下
- 造影は腹部全体の門脈相（平衡相）

撮影プロトコル（腹部全体）

管電圧(kV)	管電流（mA）	回転時間(sec/rot.)	ビームピッチ	スライス厚（mm）
120	CT-AEC (SD = 10)	0.5	0.828	5mm以下

造影プロトコル（腹部全体）

濃度(mgI)	量(mgI/kg)	造影剤注入時間	撮影遅延時間（秒）門脈相
300	500～600	40秒	70秒後

※当院における撮影プロトコル：64列MSCT（Aquilion64：東芝）

　イレウスは急性腸管閉塞の総称で，表2のように大別される．CTがより重要となるのは機械的イレウスである．イレウスの診断は，腹部単純X線写真で行われるが，CTではイレウスの確実な診断と，その原因検索が大きな役割となる．特に血行障害を伴う絞扼性イレウスの診断は重要である．

表2　イレウスの分類

機能的イレウス（麻痺性，痙攣性）	器質的な通過障害が認められない
機械的イレウス	器質的な通過障害が認められる
単純性イレウス（閉塞性，癒着性）	血行障害を伴わない
絞扼性イレウス（腸軸捻転，腸重積も含む）	血行障害を伴う

Question

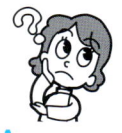

絞扼性イレウスを示唆する CT 所見は？

Answer

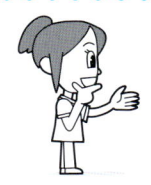

　腸管の絞扼を示す形態的な CT 所見として，腸管や腸間膜血管の渦巻き状陰影（whirl sign），腸管閉塞部の嘴(くちばし)状陰影（beak sign），腸間膜の脂肪濃度上昇（dirty fat sign），腸管の浮腫（target sign），などがあげられます．また，単純 CT で腸管壁が高吸収に描出されることがありますが，これは腸管壁の出血性壊死を示す所見とされています（図 16）．

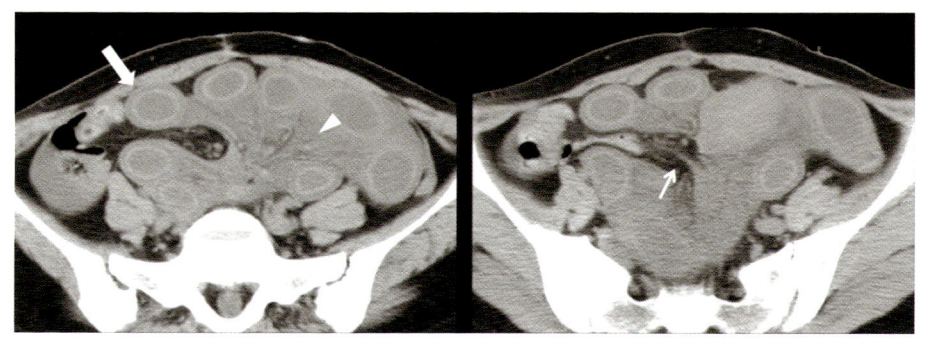

図 16　絞扼性イレウス（単純 CT）
腸管閉塞部の嘴状陰影（beak sign）（↑），腸間膜の脂肪濃度上昇（dirty fat sign）（矢頭），腸管の浮腫（target sign）（太↑）を認める．
また，単純 CT にて腸管壁の吸収値上昇は上昇しており，出血性壊死を示している．

ここがポイント

単純,造影両方撮影しましょう.虚血の有無を正確に判定するためには造影前後の画像を比較する必要があります(図17).

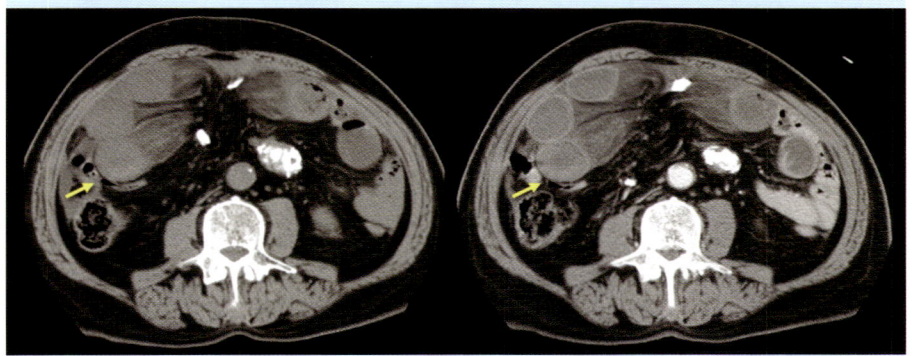

図17 絞扼性イレウス
腸管の一部は粘膜の造影効果が不良で血行障害が起こっていることを疑わせる.

Question

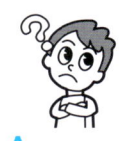

closed loop とは何ですか?

Answer

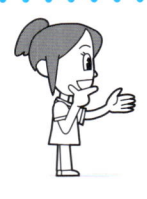

閉鎖腸管ループのことで,2か所以上で腸管が狭窄閉塞している状態をいいます.Closed loop は壊死に陥りやすいので,正確な読影が必要となります.Closed loop を証明するためには,拡張した腸管を丹念に追跡して2か所以上の閉塞部位を特定する必要があります.

腹部骨盤MRI

　緊急 MRI で腹部骨盤系の依頼がある場合のほとんどは，婦人科系疾患である．MRI 検査を対象として，急性腹症を起こす疾患としては，子宮外妊娠の破裂，子宮附属器の茎捻転，卵巣破裂，急性骨盤腹膜炎，子宮筋腫の赤色変性などが挙げられる．この章では，それらの有効な撮像法と簡単な症例を提示する．

検査前の前投与

　腸の蠕動運動は，MRI の画質を悪くする原因となる．そのため，可能であれば鎮痙剤（臭化ブチルスコポラミン：ブスコパンやグルカゴン）を検査前に筋肉注射することが望ましい．ただし，これらの薬剤は禁忌項目があるため，妊娠の有無も踏まえ，依頼医師と相談してから投与する．

　また造影剤の投与も必要な場合が多いので，検査前に腎臓機能のチェックや喘息の既往，そして造影剤投与に対する本人の同意を得ておいたほうが無難である．

検査前のチェック

　患者さんが検査室に到着したら，患者さんの氏名を確認し，ペースメーカの有無，脳動脈クリップの有無，人工内耳の有無を再確認する（緊急の MRI 検査で注意すべきこと！を参照）．衣類に金属がある場合は，必ず更衣をさせる．**「たぶん大丈夫だろう」は，禁物**．

　検査室への移動のストレッチャや車いすも非磁性体のものに乗り換える．酸素ボンベはもちろんのこと，点滴台や膿盆も持ち込まないよう，スタッフに注意を促す．

ポジショニングとコイルの設定

　施設や装置によって異なるが，骨盤部は body array coil を使用する場合が多い．多くの場合骨盤部の上下をコイルで挟み込み使用する．ポジションセンターは小骨盤の中心が一般的である．ただし大きな子宮筋腫や卵巣腫瘍が疑われる場合（多くの場合，下腹部が腫脹している）は，大きめのコイルを使用し，センターも上方へシフトする．重要なことは，目的臓器の全ての中心をコイルのセンターとマグネットボアのセンターに位置付けすることである．これができなかった場合，信号ムラが発生し，CHESS タイプの脂肪抑制において，うまく脂肪抑制がかからない．

　必ず緊急バルブを持たして，なにか具合が悪いことが生じた場合に，バルブを握って知らせるよう説明する．また大きな音がすることも説明しておく．

　患者さんの状態が悪い場合には，パルスオキシモニタ等を装着するなどして，検査中モニタをしておく．

撮像シーケンス

基本的な撮像シーケンス
- T2 強調画像高速スピンエコー（FSE）矢状断面
- T1 強調画像 FSE（または SE）矢状断面
- T2 強調画像 FSE 横断面

追加撮像
- T1 強調画像 SE 横断面やその脂肪抑制

　T2 強調画像の冠状断面も非常に有効であるが，呼吸によるアーチファクトが発生しやすいため，ワンショットの息止め撮像も有効である．また血流動態を把握するために，造影剤の投与やダイナミックスタディも施行される．腫瘍の拡散制限に関する情報を得るために拡散強調画像を撮る場合もある．加えて出血の有無を見るために，T2* 強調画像も有効である．

これらのシーケンスの選択は，目的とする疾患によって異なるため，常時MRI検査に従事している技師に疾患ごとに分けたわかりやすいプロトコルを予め作成依頼しておくべきである．

造影検査

急性腹症の検査では造影剤を使用することが多い．ガドリニウム系の造影剤の原則禁忌は以下のとおりである．

　　ガドリニウム造影剤に対し過敏症の既往歴のある患者
　　気管支喘息の患者
　　重篤な肝障害，腎障害のある患者

使用量は通常 0.2ml/kg を静脈注射投与する．したがって，50kg の患者なら 10ml となる．造影剤は T1 短縮効果，T2 短縮効果があるため投与後の撮像は T1 強調画像が主となる．特に脂肪抑制 T1 強調画像は有効である．

Dynamic study の撮像は，施設により異なるが，2ml/sec の圧で 30 秒後から 180 秒後まで 3 相程度撮像することが多い．なお，各相のコントラストを決定する時間はシーケンスにより異なるため注意が必要（シーケンシャルは撮像時間の中心，セントリックは撮像の最初）．

Question

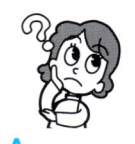

シーケンシャルとセントリックって何ですか？

Answer

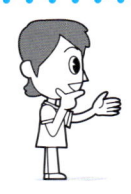

MRI でのエコー信号の充填の仕方（trajectory）のことです．エコー信号は k-space という桶に埋めていって，最後にフーリエ変換して画像を作ります．その埋め方が上から埋めるのをシーケンシャル，まん中から埋めていくのをセントリック（別名：Low-High）と呼んでいます．画像コントラストは k-space のまん中

のデータで決まるので,シーケンシャルでは撮像の中間,セントリックでは撮像の最初のほうのデータがコントラストを決める要素となります.したがって,Dynamic study では,下記のように撮像を時間配分します.

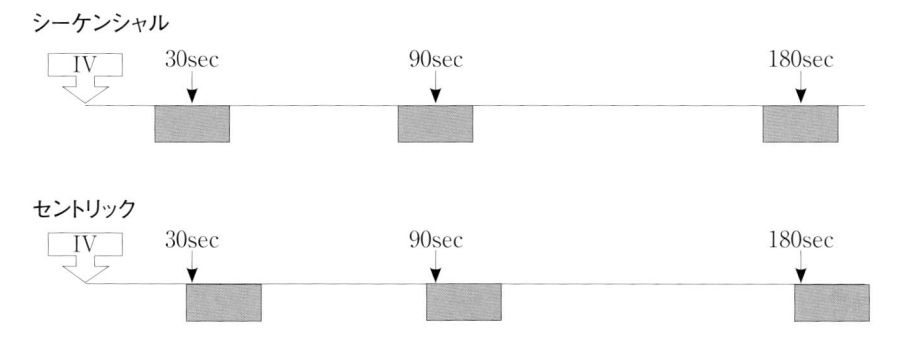

シーケンシャル

```
IV  30sec       90sec           180sec
```

セントリック

```
IV  30sec       90sec           180sec
```

こんなアーチファクトが出たら...

MRI にアーチファクトは付き物.出ないようにすべきだが,出た場合の対処法を知っておくと便利である.代表的なアーチファクトと対処法を以下に示す.

a) 折り返しアーチファクト(図1)

被写体に対して,FOV が小さい場合に,FOV からはみ出た部分が反対側に重なって描出される.対処法としては,

(1) FOV を大きくする,
(2) オーバーサンプリング(phase rap)を付加する(位相エンコードの場合,撮像時間が延長する),
(3) 位相エンコードと周波数エンコードを変える,

などがある.

b) 腹壁モーションアーチファクト(図2)

腹壁の脂肪が呼吸の動きに伴い,位相エンコード方向にアーチファクトとして出る.最も簡便な対処法は,サチュレーションパルス(飽和パルス,プリパルス,REST)を腹壁部に設定することである.

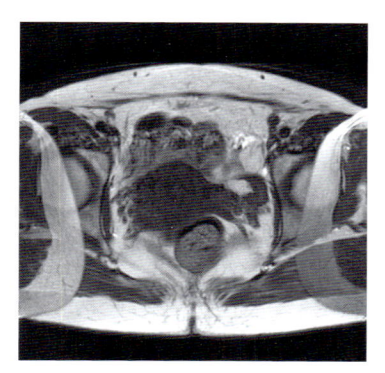

図1　折り返しアーチファクト
位相エンコードが横方向になっている．

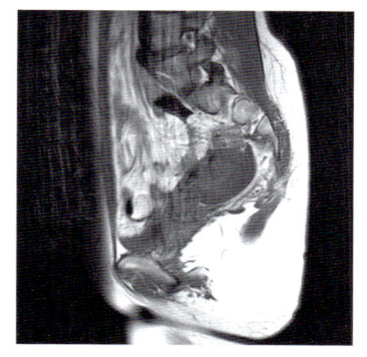

図2　モーションアーチファクト
呼吸による腹壁の動きがアーチファクトとなっている．腹壁のサチュレーションパルスをもう少し内側へ移動させるとOK．

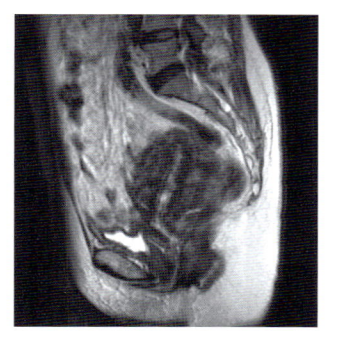

図3　子宮の蠕動によるモーションアーチファクト
撮像時間を短くするのが効果的．

c）子宮蠕動アーチファクト（図3）

　腸管の蠕動運動も当然，MRI画質劣化の要因となるが，子宮自体も数分間隔で運動している．これらのアーチファクトを避けるためには，撮像時間を短くすることである．具体的には，加算回数を減らすかパラレルイメージングファクターを増やす．鎮痙剤（ブスコパン等）を投与することも効果的．

d）メタルアーチファクト

図4のような派手なアーチファクトがあればメタルアーチファクトと考えてよい．多くの場合，患者の衣服やポケットに金属がついている．解決法は，確認して取り除くこと（よくあるのは，クリーニング屋さんのタグがホッチキスで留めてあったりします）．使い捨てカイロも要注意．

体内金属（例えば人工骨頭）は，施設の判断によるが，検査する場合は発熱に十分な注意を払うこと．

e）血管フローアーチファクト

このように血管に対して1列に点々が続く（もっと間隔が開く場合もあります）画像は，血管のフローアーチファクトである．対処法はスライスの上下（頭側と足側）にサチュレーションパルス（飽和パルス，プリパルス，REST）を入れ，flow compensation 等を付加することです．

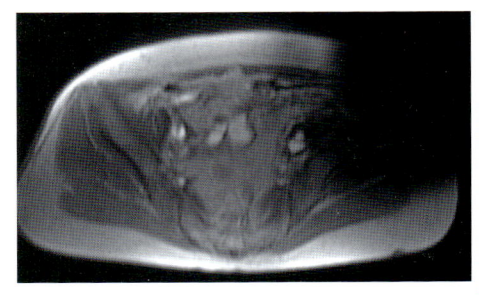

図4a　メタルアーチファクト
　　　左前側に何か金属がある．

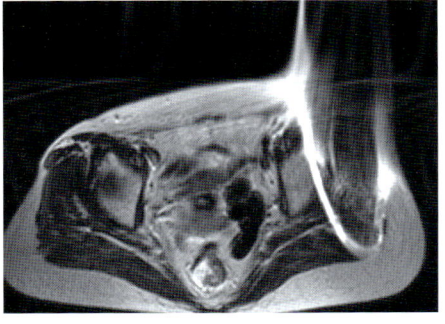

図4b　同じくメタルアーチファクト

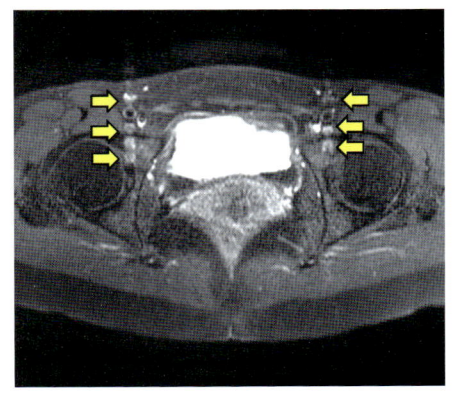

図5　血管のフローアーチファクト
　　　上下のサチュレーションパルスでかなり改善できる．

代表的な疾患の画像

子宮外妊娠の破裂

　腹腔内出血で発症する．多くの場合（約98％）は卵管妊娠で卵管破裂を伴う．子宮外妊娠の稀な場所として，卵巣や子宮頸部，腹腔内ということもある．腹腔内出血のため，単純 XP では Dog-Ear sign が見られる．MRI では胎嚢（GS）の位置関係を同定する．造影によって，胎嚢は高信号となり同定しやすくなる．代表的な画像を図6に提示する．

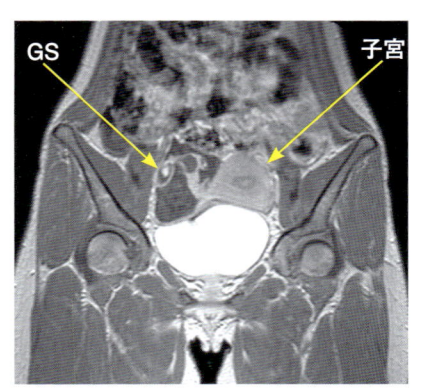

図6a　子宮外妊娠（T1造影冠状断面）

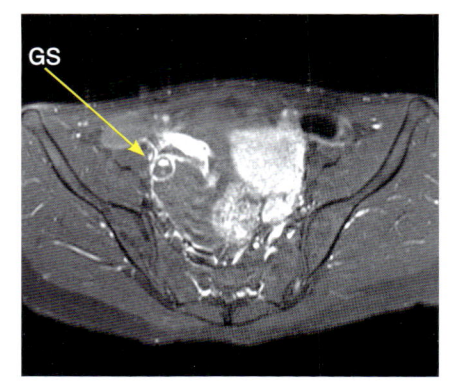

図6b　子宮外妊娠（T1造影横断面）

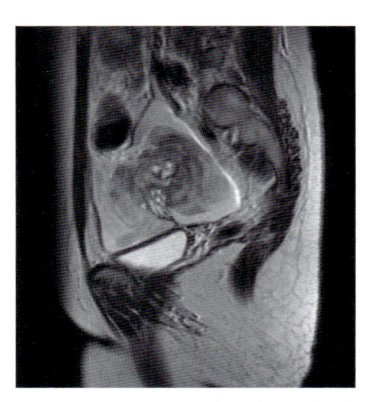

図6c　子宮外妊娠（T2矢状断面）

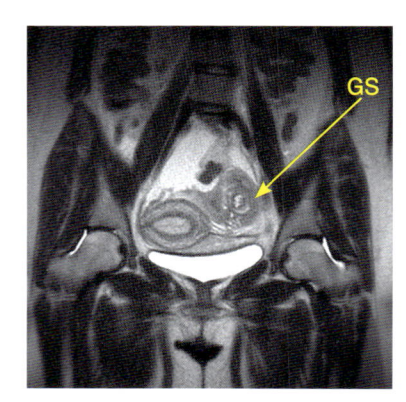

図6d　子宮外妊娠（T2冠状断面）

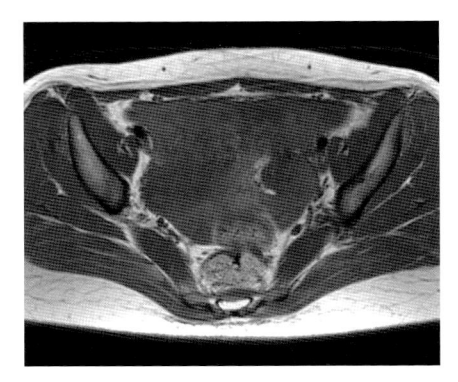

図 6e　子宮外妊娠（T1 横断断面） 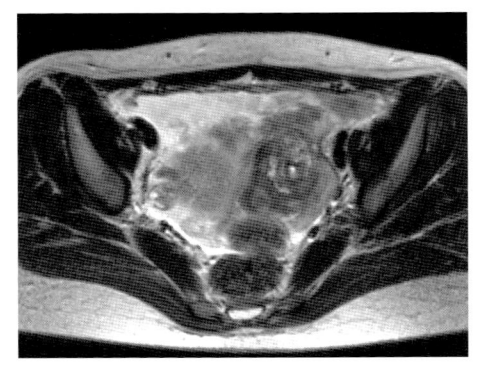　　　図 6f　子宮外妊娠（T1 造影横断断面）

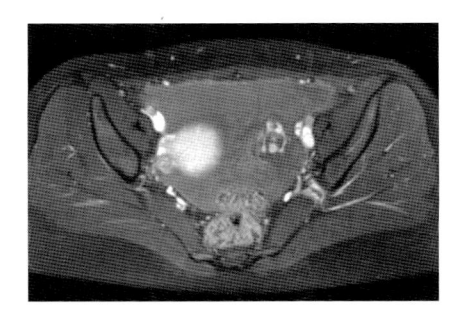

図 6g　子宮外妊娠（T1 造影脂肪抑制横断断面）

子宮附属器の茎捻転

　子宮附属器の茎捻転は卵巣腫瘍や卵巣嚢腫に起こることが多いが，正常卵巣でもあり得る．発見が遅れると出血性梗塞から腹膜炎を併発し死に至ることもある．画像としては，子宮と連続する索状構造の存在や卵巣腫大による卵胞間距離の開大ならびに附属器の造影効果の欠損がポイントとなる．
　代表的な画像を図7に提示する．

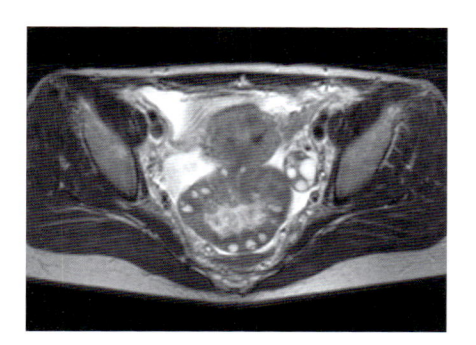

図 7a 卵巣捻転（T2 水平断面）

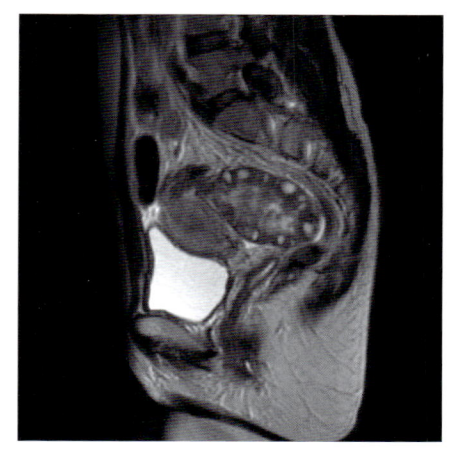

図 7b 卵巣捻転（T2 矢状断面）

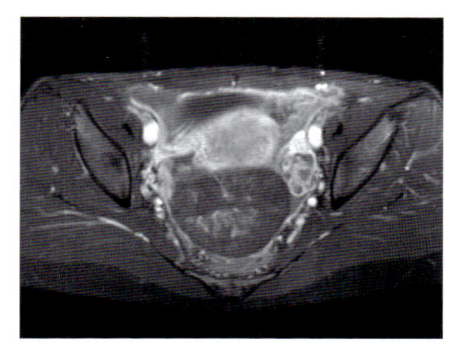

図 7c 卵巣捻転（脂肪抑制 T1 水平断面）

最後に

　くどいようですが，MRI はスイッチさえ押せば，それなりの画像はとれます．重要なことは，事故を起こさないことです．最後まで気を抜かないで，検査を行ってください．特に周りのスタッフには目を光らせてください．

腹部骨盤アンギオ

ここでのアンギオ（治療的行為は IVR［interventional radiology］と称される）は救命である．すべて IADSA（intra arterial digital subtraction angiography；経動脈的カテーテル挿入による一般的な血管撮影手技での DSA）によるが，稀に PTP（percutaneous transhepatic portography；経皮経肝門脈造影法）等による門脈，静脈系を介する場合もある．

患者背景としての成因は「外因性」では交通外傷，転落であり骨盤出血は致命傷となる．腹部臓器出血を併発している場合もある．脳への損傷や骨盤骨折をはじめ多発的骨折を有している．初療後に存命しており，経過観察での血圧低下等をサインとして救命目的にアンギオの是非が判断される．「内因性」としてはもともと有する疾患の症状悪化や突発的発症での消化管出血，急性腸管虚血，肝破裂などが挙げられる．救急での最低限の業務は，撮影画像・支援画像・透視環境の提供であり，本稿では筆者の経験的知見を含めて解説する．

ポジショニング

通常のアンギオと同じであるがストレッチャからの移送時，患者の寝台上での頭尾方向を何れにするかを的確に決める．アンギオ寝台の支柱とＸ線管との干渉に留意して対象領域の透視・撮影が可能かの判断，Ｃアームや周辺機器との干渉，スタッフの仕事動線を考慮する（図1）．身長の高い患者，レスピレーション装着の有無，各種ルート状況から，術者手技をスムーズに進める環境（術者位置[1]・透視像の観察[2]・清潔デバイスの操作や配置[3]）をイメージする．

手技が始まる前に，Ｃアーム・寝台の可動範囲（穿刺部位［一般的には右大腿動脈の鼠径靱帯から1～2cm下方を穿刺する］～対象領域［骨盤出血の疑いでも上腹部までの可動範囲が必要］）を念頭において（図2），寝台を動かすときの患者に接続されているルート，器具，機器配置の安全性を確認する．いったん患者を寝台に載せて，清潔覆布をかけ手技が始まってからの

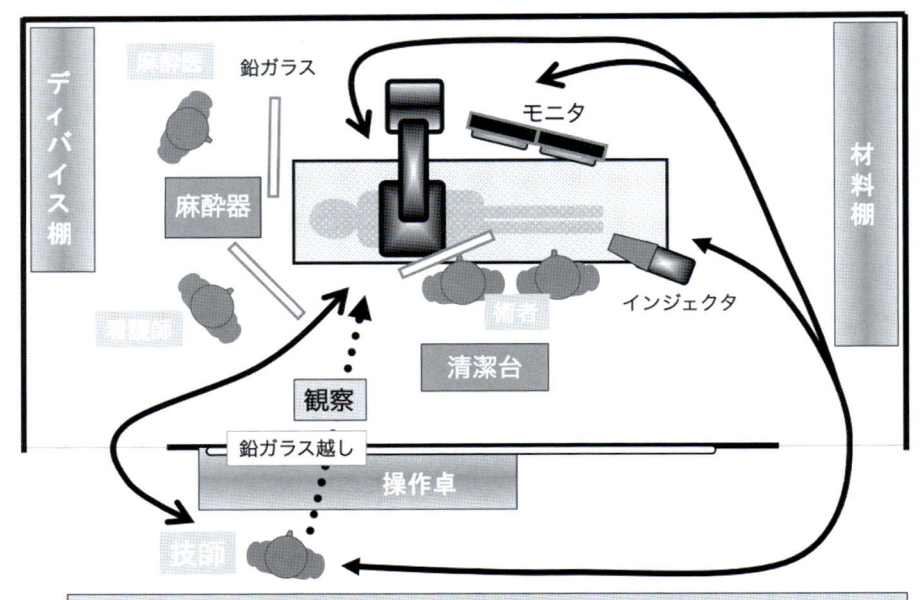

図1　技師仕事動線の一例
術者・看護師の仕事動線との干渉を避けて，清潔の保持に共助，三位一体のチーム医療として臨む．

調整は非常に面倒であるので，前記一連は"なにげない事柄"だが『Key』である．この初動がアンギオ手技の円滑性を左右するといっても過言ではない．穿刺部が無影燈で照明されることが望ましい．手技開始にあたってはアンギオ寝台の高さを術者に応じて合わせ，X線検出器を患者体表に近接させる．

ここがポイント

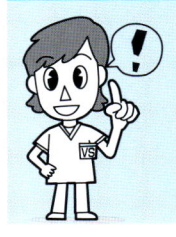

アンギオ開始にあたり

動脈穿刺は可能であれば鼠径部からアプローチされるが，無理な場合は鎖骨下または上肢からとなる．鼠径部から穿刺していても腹部動脈の蛇行などでディバ

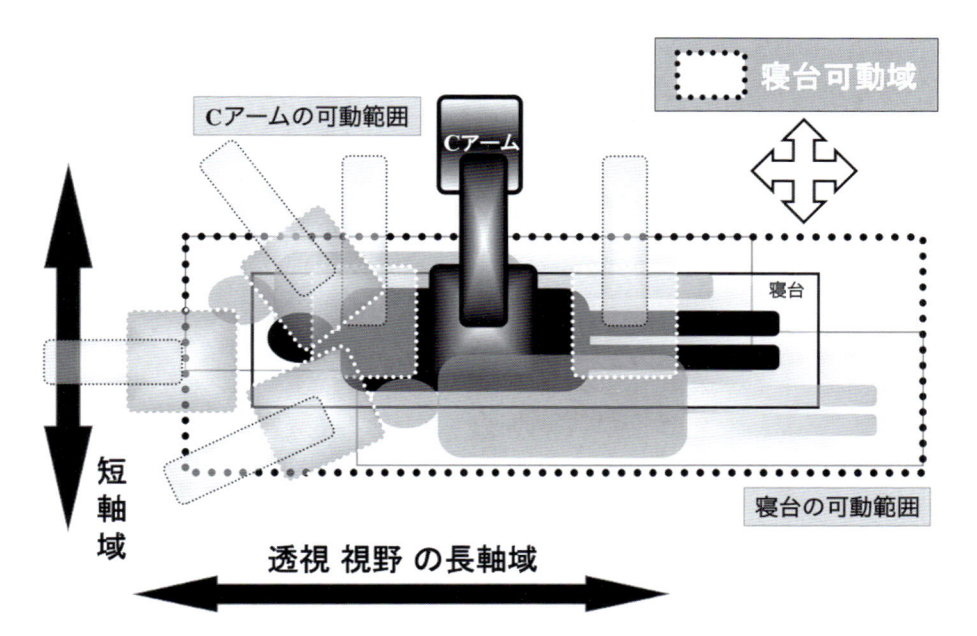

図2 Cアーム・寝台の可動範囲の認識
事前準備として，Cアーム（天井走行等を介して）および寝台の可動範囲を把握して，撮影・透視対象領域がカバーできるかのチェックが大切である．術者の手技位置，術者人数，周辺機器，観察モニタ配置に応じてのチェックを要する．

> イス操作に不都合の場合は急に上肢アプローチとなる．スムーズに対応できるよう腕台を用意しておく．術前情報として必ず超音波検査，CTを施行している（支援画像に使用できる場合ある）．スタッフが医師1名，技師1名のみの最低限の場合もあるのでスタッフ間のコミュニケーションが大切である．
>
> 技師の注意点⇒　『術者，看護師とのコミュニケーション』をとる[4,5]．事前に治療戦略を聞き取ることが望ましい．アンギオ開始に備える有用情報が得られる．

ここがポイント

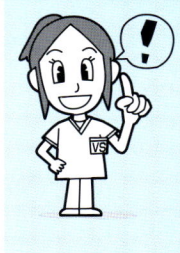

ディバイス操作の概要

　術者手技を知ることは放射線技術提供に効果的に機能できる．ディバイス操作は"押す，引く，回す"の3種類の動作である．シースイントロデューサーの穿刺部位への挿入後，シース越しにガイドワイヤーとカテーテルの出し入れとなる．まずガイドワイヤーを先行させて目的箇所に誘導，その後その位置までカテーテルを追従させる．ガイドワイヤーの先行は血管内壁を傷付けずに安全かつスムーズにカテーテルを進める役割である．カテーテル先端のみに着目して操作している場合もあれば，カテーテル先端と途中経路を観察している場合もある．マイクロカテーテルの操作では親カテーテルの位置を常に観察している場合もある．

技師の注意点⇒　X線透視下，X線絞りのコツは『ガイドワイヤー，カテーテル双方の先端位置を常に視野内とする』こと．術者の着目はカテーテルだがガイドワイヤー挿入中はその位置も重要である．カテーテル操作時のわずかなことでガイドワイヤーが遠位側に過度に進むと，知らない間のディバイス動きで血管内壁を傷付ける．またガイドワイヤーが近位側に抜け落ちると，操作し直すこととなり時間ロスである．これらが早急を要する救命対応でマイナスであることは言うまでもない．ディバイス操作・手技行程を知ると『必然と撮影タイミング・必要とされる支援画像を掌握』できる．

撮　　影

- ●撮影レート：3フレーム/秒

（確実な撮影施行のために複雑なレート設定は必要としない）

- ●撮影時間：30秒程度を可能とさせる．

（循環動態不良，出血点探索には比較的長時間を要する場合あり）

- ●造影剤注入レート：

腹部大動脈	20mL	10mL/sec
腹腔動脈	15〜18mL	5〜6mL/sec
上腸間膜動脈	15〜18mL	5〜6mL/sec
下腸間膜動脈	8〜10mL	2〜3mL/sec
総肝動脈	10mL	2mL/sec
脾動脈	9mL	3mL/sec
腎動脈	8mL	4mL/sec
両腸骨動脈	16mL	8mL/sec
内腸骨動脈	8mL	2mL/sec
外腸骨動脈	6mL	3mL/sec
各末梢血管	3〜5mL	1〜2mL/sec

（使用造影剤はヨード300）

　高性能システムであれば描出能が優れるため造影剤量を減量できる可能性がある．筆者施設では以前は350ヨード造影剤で前記条件であったが，現行は300ヨードを使用している．注入時間が総肝動脈で5秒の理由は，総肝動脈へのアプローチが最近ではマイクロカテーテルを使用することが一般的であるため．また腎動脈での2秒は静脈位相の観察に動脈位相が重なるのを避けるため．おのおの目的，使用ディバイスによって調整を要する．塞栓後の造影ではやや造影剤を減らす傾向にある．

Question

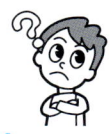

適当な撮影レート,撮影時間はありますか?

Answer

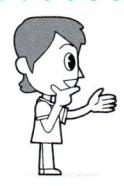

骨盤では腸管ガス陰影によるアーチファクトが出血陰影に重なり読影を難渋させます(**図3**).ガス陰影が偶然にも重ならない適切な撮影タイミングを見出すために,一定高速の撮影レートで連続撮影することを推奨します.撮影終了タイミングは出血陰影の可否が判明するまでであり,循環状態不良であれば長引きま

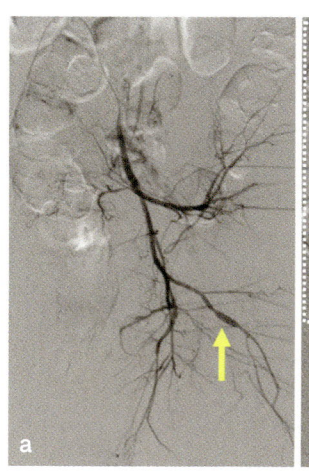

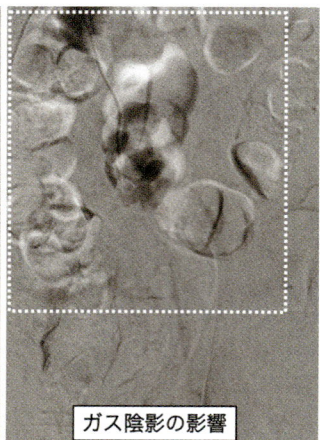

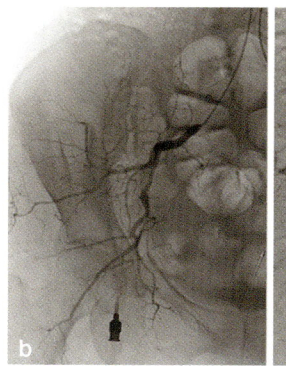

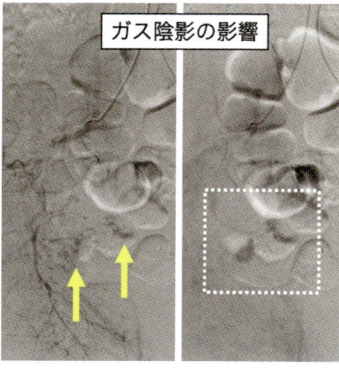

図3 ガス陰影によるアーチファクト

a 骨盤骨折での左内腸骨動脈DSA.仮性動脈瘤を認める(黄矢印).同じ領域の晩期位相ではガス陰影(白点線□)によるアーチファクが生じており,わずかな出血源が重なると観察できないことがわかる.

b 骨盤骨折での右内腸骨動脈DSA.出血点を認めるが(黄矢印),ガス陰影(白点線□)によるアーチファクトに重なる.本例では比較的早期位相で判別つくが,わずかな出血点でかつ早期位相からアーチファクトが生じると判別に難渋する.

す．術者判断がつくまでの撮影時間が必要です．初回の撮影で，腹部ガス陰影の量・動き，撮影時間の目処がたちますので，初回以降にその結果を引用，撮影レートの設定に役立たせます．上腹部臓器でも同様です．

Question

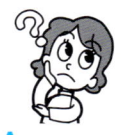

DSA像で血管陰影が多岐に重なり血管分岐部がわかりません．どうすればよいですか？

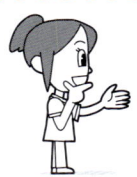

Answer

ウインドウ幅を広げて画像観察（γカーブの寝た写真）すると血管の重なり具合が読み取れる場合があります．動脈は拍動性に血液が流れるので撮影タイミングによって造影剤陰影が微妙に変化します．微細な血管では描出されるフェーズ，されないフェーズがあります．より高速フレームで撮影すると分岐部把握ができるかもしれません．やや斜位での撮影も有用です．血管重なりがわずかでもずれますので，分岐部の把握ができるとともに正面像との対比で血管走行の前後関係も認知できます．

Question

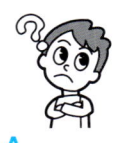

造影条件はどうすればよいですか？

Answer

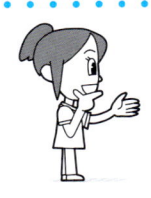

術者が知識不足の場合あるので，設定を誘導することが好ましいです．平成22年4月に厚生労働省からチーム医療での放射線技師のあり方について，読影とインフォームドコンセントへの介入が示唆されました．適切な造影で初めて最適なDSAとなりますので，こうした介入は適切な行為です．カテーテルの注入耐圧

は通常 1000 PSI ですが，マイクロカテーテルでは 600 PSI 程度の場合がありますので，造影時の使用カテーテルをチェックしてください．誤るとカテーテルが破損して事故になるかもしれません．

撮影時の息止め

わずかな濃淡像として描出される出血点同定には息止めが必要となる．患者意識は混濁している場合もあるが意識鮮明の場合もある．痛みを伴う苦痛を呈している場合も多いが，一定投薬により沈静している．

(1) 意識鮮明で患者協力を求められるようであれば息止めを行う．
(2) 意識鮮明であるが苦痛にて患者協力に期待薄い場合，IVR の進行行程でそれに変化も生じるかもしれない．ケース・バイ・ケースで息止めを行う．
(3) 意識混濁で，患者が不用意に体動起こす可能性あれば手足の抑制を考慮する．また安全な IVR 施行のために必要薬剤投与を医師に依頼する．
(4) セデーション下であれば，麻酔科医に撮影時のみ呼吸停止を依頼する．

Question

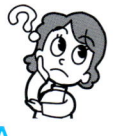

息止めは必ず必要ですか？

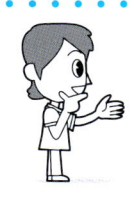

Answer

患者状況に応じて判断するべきです．息止めなく撮影して DSA 像上で目的とする出血点が確認できるのであれば必要ないと判断できます（図 4）．上腹部臓器では呼吸性移動がアーチファクトとなります（図 5）．DSA 像が不良の際は術者と相談して，その不良原因に患者体動含まれるのであれば投薬鎮静を検討します．出血点描出にあたって撮影時の静止状態の必要性を説明，患者状況をトータルに捉えた医師判断に託します．

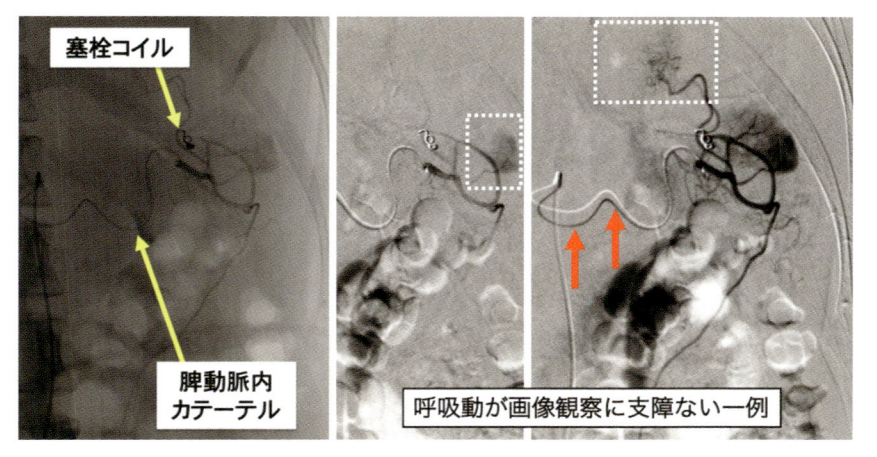

図4　呼吸動が影響しない一例
脾損傷で選択的コイル塞栓後，別ルートの出血源（白点線□）の同定目的の脾動脈選択的 DSA．呼吸動にてカテーテルの上下動（赤矢印），ガス陰影によるアーチファクトがたくさん生じているが，血管走行，支配血管同定の観察に障害を与えるものでない．

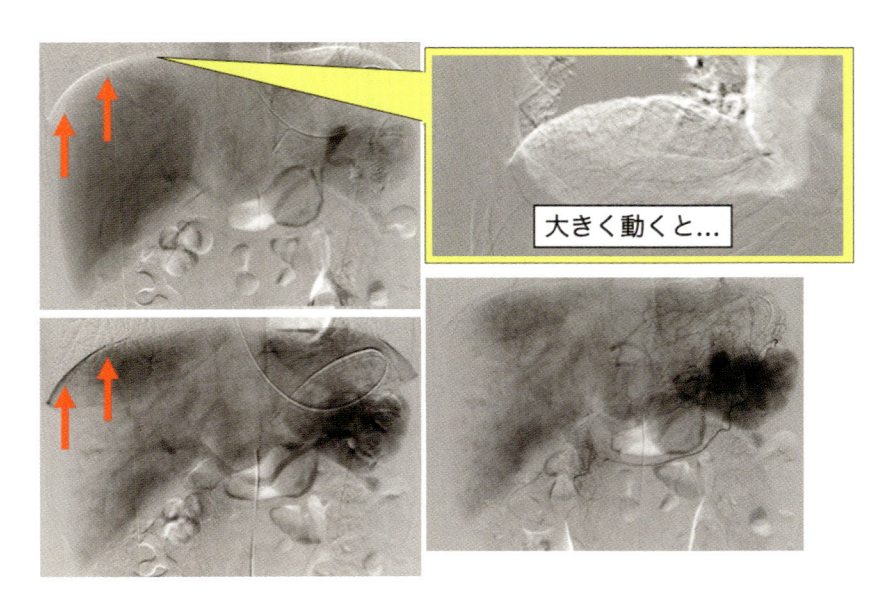

図5　呼吸動による上腹部アーチファクト
腹腔動脈 DSA の後期位相．右中段はアーチファクトが生じていないが，わずかでも呼吸動が起こり始めると横隔膜に沿って白または黒ラインのアーチファクトが生じる（赤矢印）．動き始めた瞬時に患者への『止めて！』の声かけは効果的である．大きく動くとそれに沿って呼吸をさせて適切なタイミングで『止めて！』の合図も効果がある．

Question

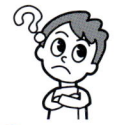

息止めできずアーチファクトを防げません．どうすればよいですか？

Answer

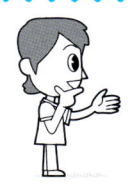

造影剤注入を1呼吸程度の時間（2〜3秒）遅らせて，呼吸動下で複数フレーム撮影します（撮影装置側でもインジェクター側でも設定可能）．骨盤では呼吸動の影響が小さいので上腹部ほどの効果は期待できませんが，適切なマスク像が見出せる可能性があります．また術者の撮影終了の合図以降もしばらく撮影継続させ，最終位相以降をマスク像として使用します（このような対応判断について術者に事前説明が必要）．ただしこの場合はマスク像に停留する造影剤があれば出血部位を消失させるので十分な配慮のもとでリマスク処理をします（図6）．診断の勘違いを起こさせないために術者にそのような画像処理での写真撮影を伝えておくべきです．息止めできない患者でも，意識鮮明であれば規則的に小さな呼吸をお願いするといっそうの効果が期待できます．

Question

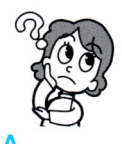

腸管ガス動きのアーチファクトで出血の判定ができません．どうすればよいですか？

Answer

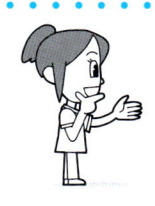

根気よくリマスク，ピクセルシフト処理を試みてください．また画像観察をDSA像だけでなく，骨陰影を伴うlive像でも観察します．ガス陰影はDSA像では出血点と同様描出される場合ありますが，live像で

はガス陰影とわかります．また出血点の造影剤の停留（濃淡差）は画像上で動きがありませんが，ガス陰影のアーチファクト（濃淡差）は消化管の蠕動運動により画像上で上下左右に動きます．また適宜にウインドウレベルを調整して関心領域を強調させての観察，静止画像としてだけでなく連続する動画像観察も有用です．

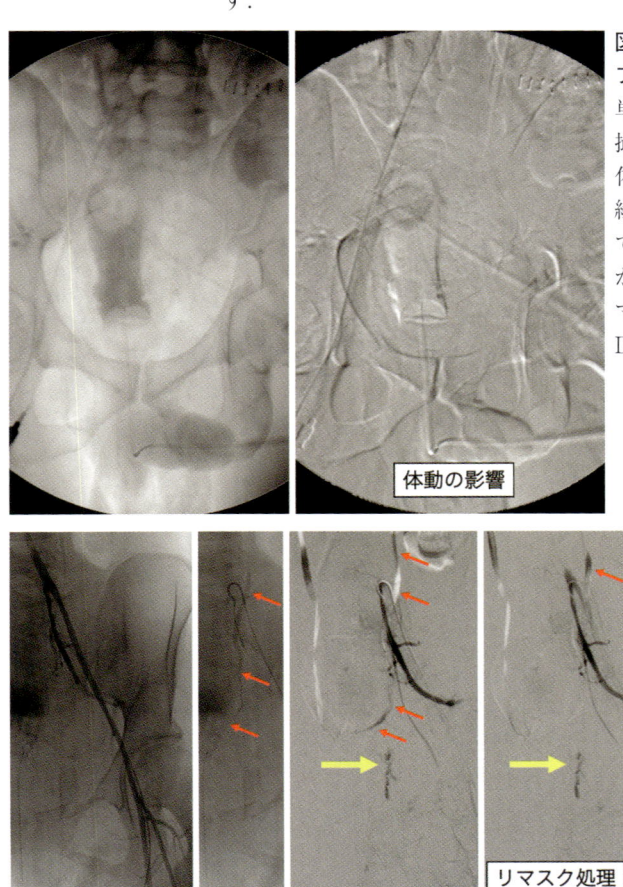

図 6-1 体動によるアーチファクト
単純骨盤 live 像．同じ DSA．撮影途中に受傷の苦痛により体動が生じ，DSA 上で骨辺縁，カテーテル陰影，初療時での縫合ディバイス陰影などが観察される．晩期位相をリマスク像とすると良好にDSA 描出できる場合がある．

図 6-2 尿管によるアーチファクト
骨盤骨折で左内腸骨動脈の塞栓後の撮影．まだネットワークを介する出血点が観察される（黄矢印）．膀胱に流入する尿管のアーチファクト（赤矢印）も観察されるが，静止画として写真撮影する際は判別つくようにリマスクすると良好となる．

「外因性」骨盤骨折

外科手術療法は開腹することでタンポナーゼ効果を逸っし絶命するため，TAE（transcatheter arterial embolization；経カテーテル的動脈塞栓術）が不可欠な出血コントロールである．出血対象の大部分は内腸骨動脈が関与している．TAE 時には骨盤領域の特徴である，左・右内腸骨動脈双方のネットワーク，内腸骨動脈と外腸骨動脈のネットワークに注意が払われる．

DSA，治療の流れ

　　骨盤部 DSA ⇒ 出血点同定 ⇒ 選択的 DSA ⇒ TAE
　　出血点不明 ⇒ 内腸骨動脈 DSA ⇒ 出血点同定 ⇒ 選択的 DSA ⇒ TAE
　　　　（場合に応じて外腸骨動脈 DSA）

造影剤の血管外漏出，仮性動脈瘤，スパズム（血管の攣縮のこと），血管途絶，血管の偏移などは重要な所見となる[6]．腸管ガス，体動によるアーチファクトにて漏出像の読影が難しい場合もあるが，出血部位が同定できればただちに TAE 施行される．塞栓物質はゼラチンスポンジ（gelatin sponge；時間経過で自然に溶けるスポンジ状のゼラチン）1〜2mm 細片が使用されるが金属コイルを併用する場合もある．仮性動脈瘤は瘤の遠位部と近位部にてコイル塞栓され瘤内は塞栓しない．骨盤骨折を例示する（**図 7**）．

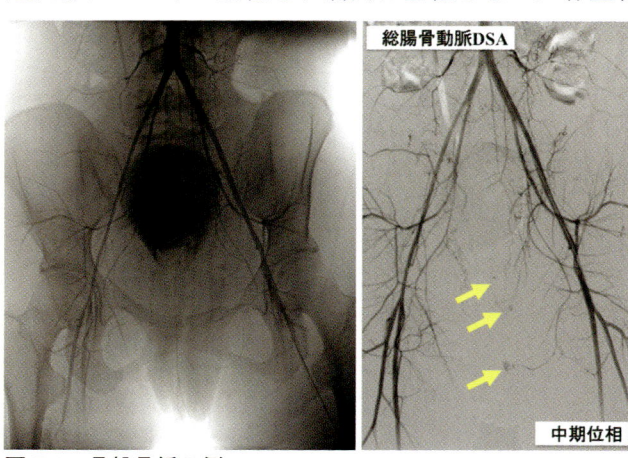

図 7-1　骨盤骨折の例 1
左から両総腸骨動脈 live 像，DSA の中期位相．Live 像上に複数の骨折を認める．DSA にて出血点が観察される（黄矢印）．

経過

　手技的な成功率は高く，106例の重症骨盤骨折の全例にTAEが成功したとの報告もあるが[7]，多発外傷，多臓器損傷，胸部大血管損傷を併発している場合の予後は不良である．TAEによる合併症は少ないとされている．

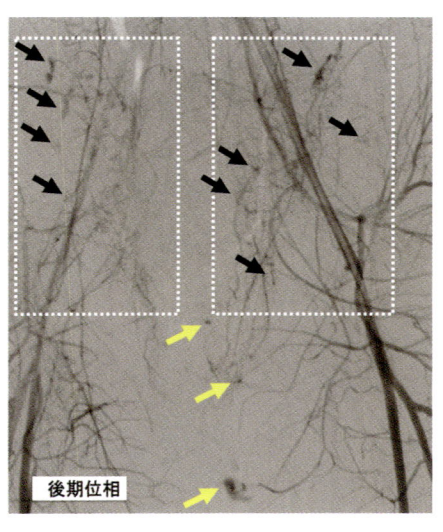

図7-1　骨盤骨折の例1
DSA後期位相では中期位相以外の出血点が左右領域（白点線□）に多数観察される．そのいくつかを指摘するが（黒矢印），骨盤骨折では多数の出血が観察される場合がある．

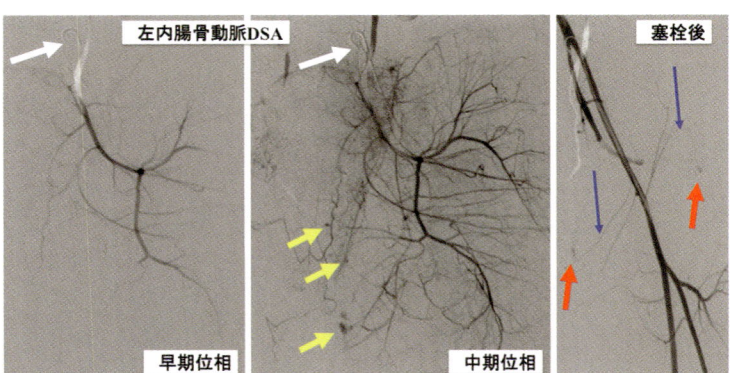

図7-1　骨盤骨折の例1
左から左内腸骨動脈DSAの早期，後期位相，および塞栓後DSA．カテーテル先端（白矢印）は総腸骨動脈から左内腸骨動脈への分岐部に位置し，DSAで出血点（黄矢印）が確認される．左内腸骨動脈から塞栓して，塞栓後DSAでは内腸骨動脈は描出されず，造影剤のバックフローで左外腸骨動脈が描出される．外腸骨動脈から出血点（赤矢印）への吻合が確認される．しかし極小血管（青矢印）でカテーテル挿入できないので経過観察することになる．同様に右内腸骨動脈の出血源も探索，塞栓される．

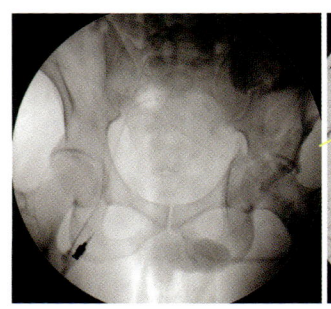

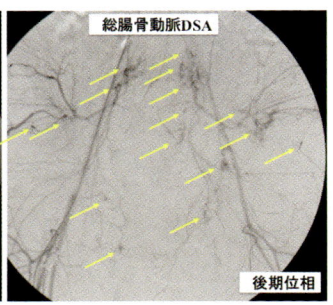

図 7-2 骨盤骨折の例 2
左から単純 live 像，両総腸骨動脈 DSA の後期位相．Live 像で左腸骨，坐骨，恥骨の骨折が観察される．DSA で両側腸腰動脈，上下臀動脈末梢から多数の出血点が観察される（黄矢印）．

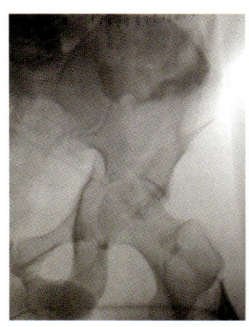

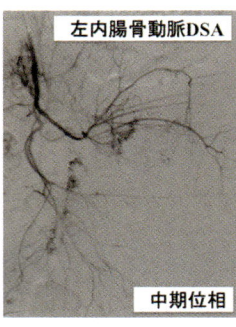

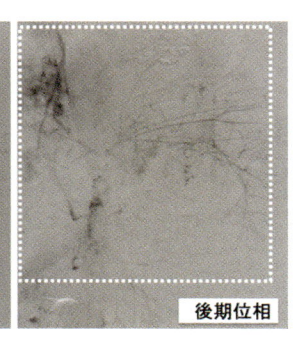

図 7-2 骨盤骨折の例 2
左から左腸骨 live 像，左内腸骨動脈 DSA の中期，後期位相．多数の出血点が確認され（白点線□），内腸骨動脈から塞栓される．同様に左腸骨動脈も塞栓される．

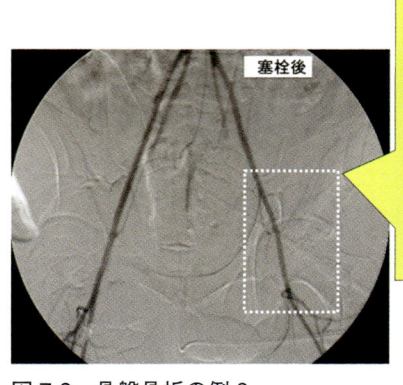

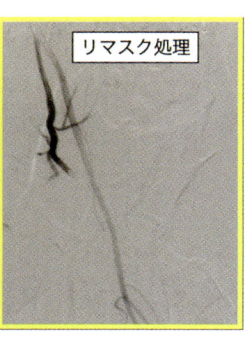

図 7-2 骨盤骨折の例 2
左から塞栓後の両総腸骨動脈 DSA，画像処理後の一部拡大像．塞栓後 DSA で体動によるアーチファクトを生じるが概観の観察は可能である．両内腸骨動脈が塞栓され，出血点は消失している．本例ではリマスク、ピクセルシフト処理を根気よくすることで良好な DSA 描出ができ，塞栓状況が適切に観察できた．

ここがポイント

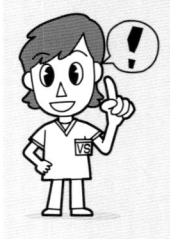

骨盤でのデバイス操作範囲としての上腹部の必要性

・左右総腸骨動脈分岐部での術者テクニックとして

穿刺側の総腸骨動脈から対側の総腸骨動脈へのカテーテル操作時，まずは直線状カテーテルを腹部大動脈に進めてカテーテル先端を腎動脈に挿入，その後そのまま順方向（遠位側）にカテーテルを進めることで腎動脈からカテーテルが離脱，直線状カテーテルは逆U字状に屈曲して大動脈内に留まる．この状態で下方（近位側）にカテーテルを引くとスムーズに対側の総腸骨動脈にカテーテルが進められる．

・上腹部撮影として

骨盤領域の出血部位が不明，あるいはそれ以外の出血が疑われれば，カテーテル先端を大動脈内の脊椎高さ位置，胸椎12番ぐらいとして腹部大動脈DSAを撮影して腹腔動脈，腎動脈，上腸間膜動脈などをチェックする．

技師の注意点⇒ 骨盤が目的でもデバイス操作，出血点の確認のために上腹部の透視・撮影を要する．アンギオの全行程に共通することだが，『手技内容を知り，デバイスの動きを術者視点で把握できると，透視・撮影・治療の流れが分かり，技師業務のタイミングを逃すことなく』自然と行動できる[8]．

「外因性」腹部臓器（肝臓，脾臓，腎臓）出血

急性期の動脈出血，外傷後の保存的経過観察中に生じる遅延性の動脈出血が対象となる．アンギオ適応は中等度以下の出血性ショック（収縮期血圧60mmHg以上，100mmHg以下）である．血管損傷部位が比較的限局され，受傷後の早期にTAEされた患者では致死的な出血症例でも救命が可能である．

DSA，治療の流れ

腹腔動脈DSA ┐
脾動脈DSA　 ├⇒出血点同定⇒選択的DSA⇒TAE
腎動脈DSA　 ┘

（場合に応じて腹部大動脈DSA）

DSAにて出血点同定．もしDSAで不明瞭の場合はCTA（CT arteriography；目的血管にカテーテル挿入下での動脈造影CT；一般的にいわれる造影剤注入が経肘静脈のCTAとは混同しない）にて同定される．CTがない場合はFPDによるコーンビームCTが活用できるかもしれない．ただし撮影時間がかかることでの患者体動の影響，低コントラスト分解能の不利，腹部断面が撮影視野すべてに収まらないことを熟慮して使用する必要がある．造影剤の血管外漏出部位の直前まで選択的にカテーテルを進めてTAE施行する．塞栓物質はゼラチンスポンジ1〜2mm細片が使用されるが金属コイルを併用する場合もある．肝外傷では肝静脈損傷，肝部下大静脈損傷，門脈損傷があればTAEは効果的でないので手術適応となる．ただ手術時の出血コントロールになるとは考えられている[9]．脾外傷では脾臓実質に損傷ある脾動脈損傷，仮性動脈瘤にTAE適応となる[10]．腎外傷では血行動態が安定していると保存的療法が選択される．しかし腎表在性損傷または腎深在性損傷でかつ腎動脈の損傷ではTAE適応となる[11]．

経過

多臓器損傷，骨盤骨折を伴う重症例では予後はきわめて不良である．肝外傷TAEでは上腹部鈍痛を起こすが一過性である．肝外傷の場合，血流が非常

に豊富であるため傷が生じることでの止血が困難であり，臓器損傷での死亡率が高い．腎臓，脾臓では部分的梗塞を必ず起こす．脾動脈 TAE では脾梗塞により血小板が急激に増加するが次第に改善する．TAE 後，腎動脈の再開通をチェックするが再度 TAE の必要性があれば施行される[12]．

ここがポイント

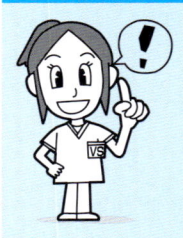

支援画像が重要
目的箇所にカテーテル操作されるとガイドワイヤーを抜き，造影剤によるテストインジェクション，カテーテル先端の適正位置の確認のもと DSA 撮影がされる．その DSA 像が引き続きの支援画像となる．

技師の注意点⇒　ディバイス操作はすべて X 線透視下で行われ，その成功裏が最適な IVR に連動する．DSA 撮影後は術者の『カテーテル操作目的に応じて適切に支援画像を表示，ナビゲーターとしての役割』を果たす必要がある[13]．術者操作の場面に応じて DSA，live（骨陰影含む通常の撮影像）像の切り替え，撮影されたシリーズからの適宜な選択が望ましい．繊細対応が難しい場合は『腹部大動脈の live 像（血管と骨陰影との関係からカテーテル操作される），カテーテルが選択的に進められて骨陰影不要と思われたなら選択的造影 DSA 像』を表示すると無難な提供といえる．骨盤領域であれば『左右総腸骨動脈の写る骨盤の live 像』，同様カテーテルが選択的に進められたら『同じ左右総腸骨動脈 DSA 像表示』である．いずれにせよ関心領域を最初に撮影した DSA が有用である場合が多い．

「外因性」「内因性」下部消化管出血

　IVR の適応は大量の下血症例，外科手術のハイリスク例である．早急な対応が必須のために，バイタルサインによる進行性貧血の有無，CT にて腹腔内出血を伴うかが診断される．一般的に出血シンチグラフィが施行されるがその診断精度は 40 〜 90% と報告されている[14]．

DSA，治療の流れ

　　上腸間膜動脈 DSA ⇒ 下腸間膜動脈 DSA ⇒ 選択的 DSA ⇒ 出血点同定
　　⇒ TAE または動注

　（場合に応じて腹部大動脈 DSA）

　DSA で出血点が同定できないときは CTA にて微量出血を確認しやすい．出血の急性期での同定率は高い．「内因性」では右結腸からの出血が傾向的に多いので上腸間膜動脈 DSA がファースト・チョイスされる．塞栓方法には TAE と動注療法がある．TAE ではゼラチンスポンジ細片，金属コイルが使用される．TAE での塞栓行為の到達目標は出血血管の圧を低下させ，粘膜の側副血行を保つことにある．DSA で明らかな所見がなくても，臨床的に胃や十二指腸動脈の分枝に出血点が強く疑われる場合は TAE 施行が正

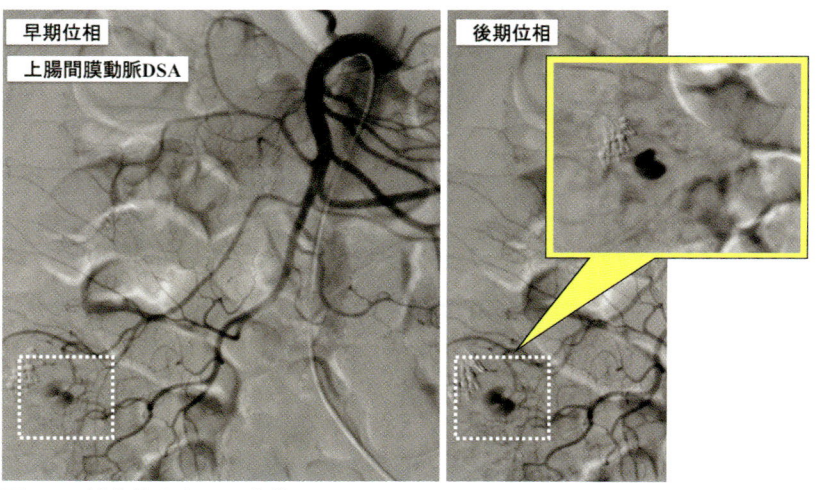

図 8-1　消化管出血への塞栓
左から上腸間膜動脈 DSA，早期，後期位相．盲腸の左側より出血点を認め（白点線□），停留している．責任血管は回結腸動脈末梢と考えられる．

当と考えられている[15]．動注療法では出血点である責任血管近傍に選択的に血管収縮剤を持続注入される．かつて下部消化管出血TAEは腸管壊死の観点から合意が得られていなかった．しかしながら超選択的TAEが可能となっている現在では安全で有用との見解で一致している[16, 17]．消化管出血および腹腔内出血を例示する（図8）．

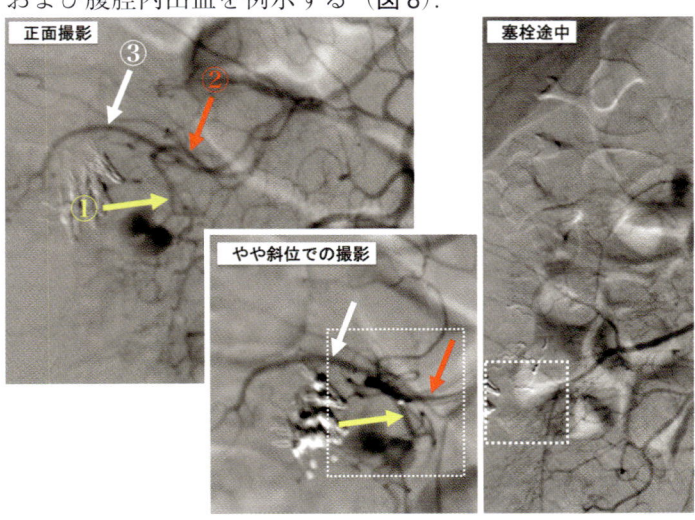

図 8-1　消化管出血への塞栓

責任血管（黄矢印）を同定して①から塞栓するが，まだ出血が確認されたので①のやや中枢側（赤矢印）②から同様に塞栓した．塞栓後DSAにて側副路を介する出血が確認され，その責任血管末梢へはカテーテル挿入が困難のため，側副路を含む広範となる（白矢印）③より塞栓された（白点線□）．

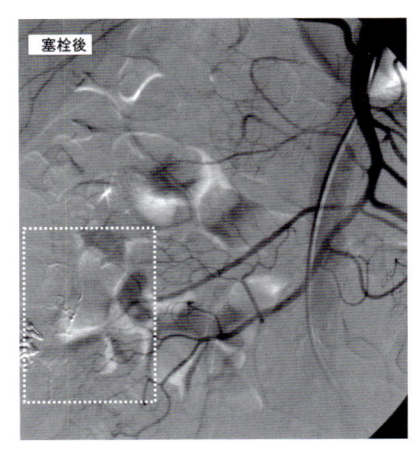

図 8-1　消化管出血への塞栓

最終的に広範な塞栓となっており（白点線□），腸管壊死のリスクあるため厳重な経過観察となる．

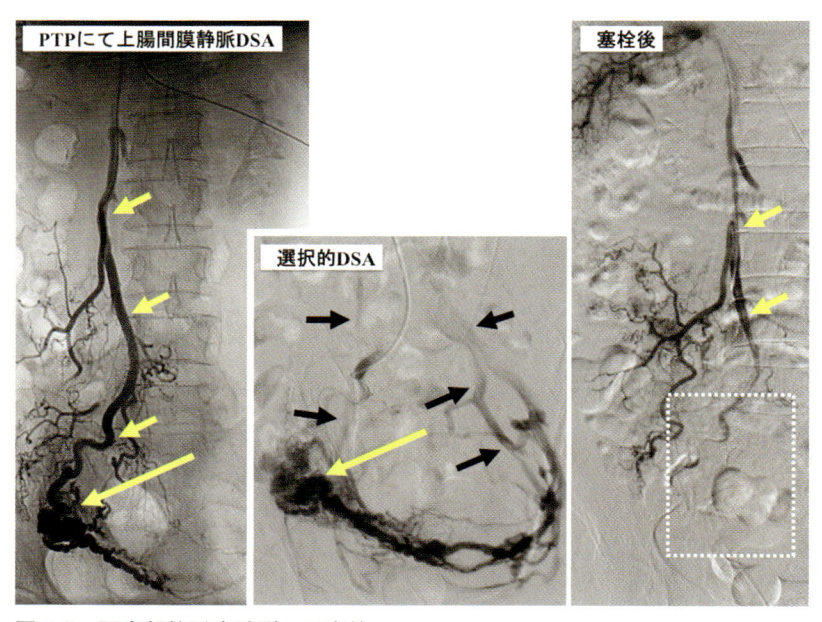

図 8-2　回盲部静脈瘤破裂への塞栓
カテーテルは PTP を介して上腸間膜静脈内．左から回結腸 live 像，選択的 DSA，塞栓後 DSA．供血路（黄矢印）は拡張し，抹消に瘤形成を認める（黄長矢印）．排血路は左右内腸骨静脈（黒矢印）である．塞栓後は瘤への供血は消失する（白点線□）．

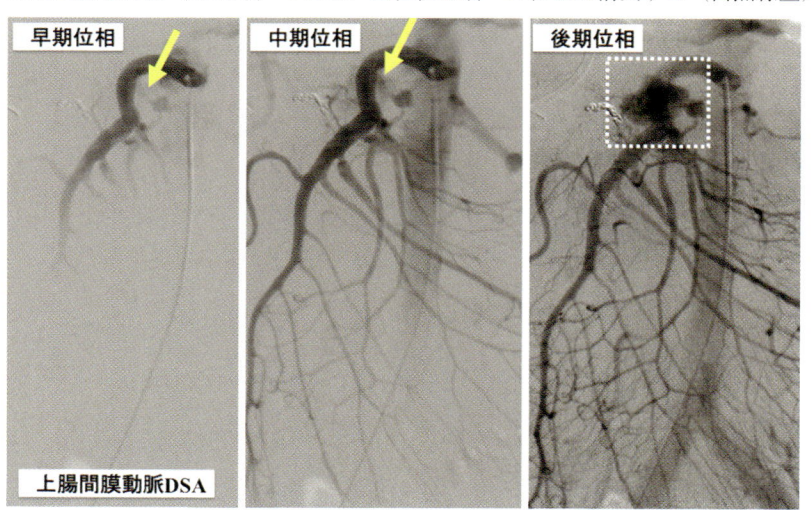

図 8-3　重症膵炎後の腹腔内出血への塞栓
左から上腸間膜動脈 DSA，早期，中期，後期位相．下膵十二指腸動脈の第一分岐付近（黄矢印）から血管外漏出が認められ，出血が広がる（白点線□）．

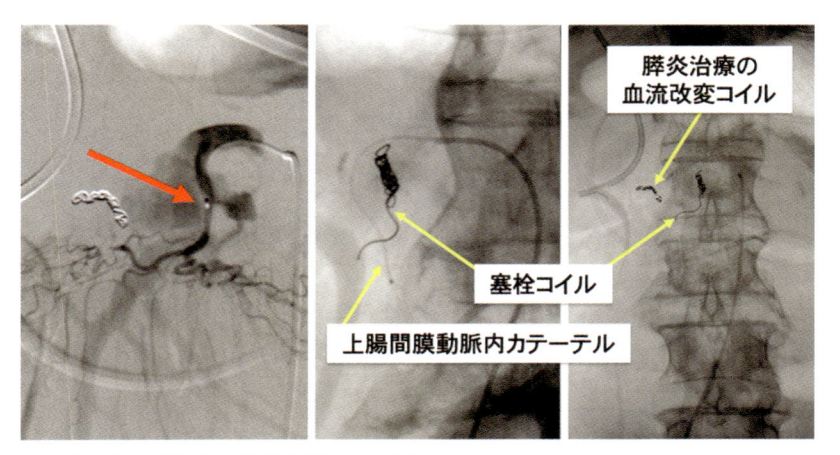

図8-3 重症膵炎後の腹腔内出血への塞栓
左から選択的DSA，コイル塞栓後live像の拡大，全体像．マイクロカテーテル先端（赤矢印）を下膵十二指腸動脈の起始部から十二指腸動脈の分岐部に選択的操作してDSA．それにて出血を認め責任血管が明らかとなりコイル塞栓される．塞栓コイル横の別コイルは急性膵炎治療目的にリザーバー留置した際，血流改変のために使用されたコイル．

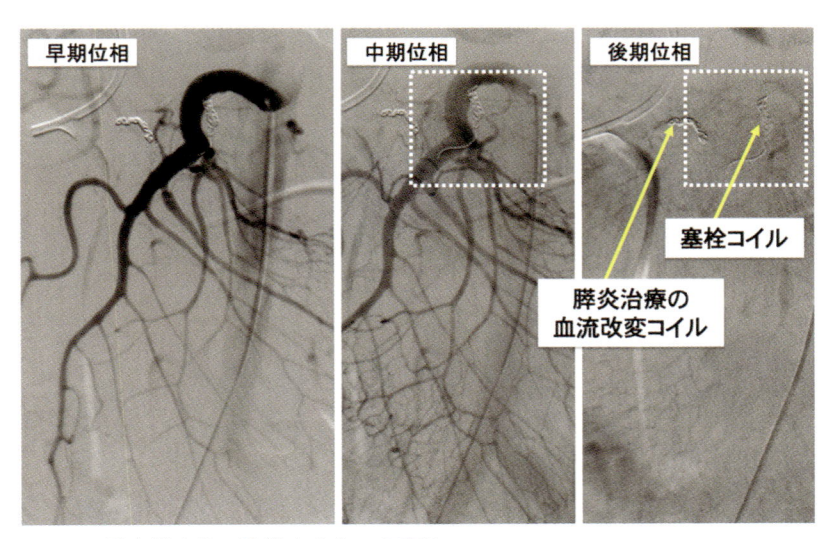

図8-3 重症膵炎後の腹腔内出血への塞栓
左からコイル塞栓後のDSA，早期，中期，後期位相．出血が消失して十二指腸枝から下膵十二指腸動脈への塞栓が確認できる（白点線□）．

経過

　血管収縮剤は徐脈，心停止，不整脈などの合併症を伴うこともあるので監視を要する．TAE では腸管虚血への注意がされ，下部消化管は虚血をきたしやすいので，虚血との判断になれば緊急手術へと移行する．

「内因性」急性腸管虚血

　緊急治療がされてもきわめて予後不良であったが，近年の高速 CT 普及にて早期発見の機会も増え，血栓溶解療法や機械的血栓除去術にて救命率の向上が一部に報告されている．しかし死亡率が 70 〜 92% で推移している報告が未だに引用される[18]．早期診断を要するので可能なかぎり早くのアンギオが要求される[19]．

DSA，治療の流れ

　　腹腔動脈 DSA ⇒ 上腸間膜動脈 DSA ⇒ 下腸間膜動脈 DSA ⇒ 虚血同定 ⇒ 溶解療法
　　（術前情報で撮影順は前後する）

　閉塞部位，側副血行路について検討されるが 90% が上腸間膜動脈の病変である．アンギオの目的は血流開通させて，壊死に至っていない腸管の救済であるから，壊死の兆候あれば外科手術療法となる．

経過

　予後は虚血の起こった部位，範囲，側副血行路の発達具合で左右される．一般的に上腸間膜動脈での発症は致命的で，腹腔動脈，下腸間膜動脈の発症は救命されやすいといわれる．

参考文献

一般撮影（外傷，内因性）

1）日本外傷学会，日本救急医学会・監．外傷初期診療ガイドライン．改訂第3版．へるす出版；2008．
2）日本外傷診療研究機構．JATECコースハンドアウト資料．
3）堀尾重治．骨・関節X線写真の撮りかたと見かた．第8版．医学書院；2010．
4）堀尾重治．胸部X線写真の撮りかたと見かた．医学書院；1991．
5）小田敍弘，土井　司，編．X線撮影技術学．オーム社；2009．
6）安藤英次．図解　骨盤・股関節撮影法．オーム社；2009．
7）高橋雅士，編．胸部画像診断の勘ドコロ．メジカルビュー社；2006．
8）兼松雅之，編．腹部画像診断の勘ドコロ．メジカルビュー社；2006．
9）日本救急撮影認定機構．救急撮影認定技師資料集．三恵社．

頭部CT（出血性）

1）日本脳卒中学会．脳卒中治療ガイドライン2009．
2）細矢貴亮，佐々木真理，他．救急で役立つ頭部CT・MR．南江堂；2006．
3）平野透，井田義宏，石風呂実，船橋正夫，編．超実践マニュアルCT．医療科学社；2006．
4）坂本崇．頭頸部領域における3D-CTAの画像作成方．INNERVISION．2008；23（11）：36〜41．
5）山本浩之．臨床で活きるボリュームデータの有用性　ER（非外傷）．INNERVISION．2009；24（11）：57〜60．

頭部MRI

1）Nagahata M, Hosoya T, Adachi M, et al. Basi-parallel anatomical scanning (BPAS) MRI: a simple MRI technique for demonstrating the surface appearance of the intracranial vertebrobasilar artery. Nippon Acta Radiologica. 2003; 63: 582-4.

頸部 CT

1）日本外傷学会，日本救急医学会，監．外傷初期診療ガイドライン JATEC™．へるす出版：2006．
2）濱田裕久．他．のどが痛い．特集〝痛み〟を訴える患者にどう対処するか．救急医学．2007；31（5）：523-6．
3）宮下宗治．Ⅱ-2　頭頸部　副鼻腔・顔面骨．Versus・監．超実践マニュアル CT．医療科学社；2006．p.129-36．
4）宮下宗治．Ⅱ-2　頭頸部　頸部．Versus・監．超実践マニュアル CT．医療科学社；2006．p.137-46．
5）萩原芳広．咽頭・喉頭・甲状腺．ワークショップ－よりよい撮影技術を求めて（その 92）－ GuLACTIC2008：「頭頸部領域疾患における撮影ガイドライン」，2008-10．日本放射線技術学会放射線撮影分科会誌．2008; 51: 21-23．
6）U. Moedder. 扁桃周囲膿瘍．わかる！　頭頸部画像診断の要点．メディカル・サイエンス・インターナショナル；2009．p.139-41．
7）尾尻博也．救急での頭頸部画像診断－咽頭・喉頭病変－．特集　ER 必携　頭頸部の画像診断．画像診断．2009；29（11）：1264-71．
8）U. Moedder. 頸部膿瘍・蜂窩織炎．わかる！　頭頸部画像診断の要点．メディカル・サイエンス・インターナショナル；2009．p.252-4．
9）藤田晃史．他．頭頸部の感染症，炎症性疾患の画像診断．特集　ER 必携　頭頸部の画像診断．画像診断．2009；29（11）：1294-304．
10）U. Moedder. リンパ節結核．わかる！　頭頸部画像診断の要点．メディカル・サイエンス・インターナショナル；2009．p.282-5．
11）尾尻博也．8 章　頸部リンパ節転移．頭頸部の画像診断学．南江堂；2005．p.229-60．
12）高田晃一．他．扁桃疾患の CT，MRI．腺から見た頭頸部画像診断－甲状腺，大唾液腺，扁桃腺，涙腺－．画像診断．2007；27（12）：1464-73．
13）木村幸紀．他．顎下腺・舌下腺疾患の CT，MRI．腺から見た頭頸部画像診断－甲状腺，大唾液腺，扁桃腺，涙腺－．画像診断．2007；27（12）：1453-63．
14）金田　隆．他．顎下・舌下間隙．頭頸部を包み支えるもの－深部組織間隙と筋膜の解剖と病変－．臨床画像．2010；26（8）：910-21．
15）宮下宗次．教育講座－技師が書く技師のための読影講座－頭頸部における CT の役割と撮影ポイント．日本放射線技術学会雑誌．2005；61（5）：646-59．

16）藤本　肇. 頸部の激痛. 30th あなたなら－どうする？－症例から学ぶ読影に困った時の指針－. 画像診断. 2010；30（6）：512-3.

胸部 CT

1）山口功. Ⅱ-3　胸部. VERSUS 研究会・監. 超実践マニュアル CT. 医療科学社；2006. p.147-79.
2）木暮陽介. Ⅱ-4　大血管. VERSUS 研究会・監. 超実践マニュアル CT. 医療科学社：2006. p.181-206.
3）藤村一郎. Ⅱ-11　救急. VERSUS 研究会・監. 超実践マニュアル CT. 医療科学社：2006. 357-63.
4）Tsujioka K. CT scanning technique for patients who cannot raise their arms. No. B645. ECR2006.
5）日本放射線技師会・監. これだけは習得しよう CT 検査. 日本放射線技師会出版会：2009. p.106-7.
6）日本放射線技師会・監. これだけは習得しよう CT 検査. 日本放射線技師会出版会：2009. p.163-6.
7）梁川範幸. 肺血栓塞栓症および深部静脈血栓症のプロトコルについて. アールティ. 2008；41：48-54.
8）相川直樹, 堀進吾・編. 救急レジデントマニュアル. 第4版. 医学書院：2009. p.88-136.
9）岡田宗正, 松永尚文. 画像診断の key words. 画像診断. 2005；25：632-5.
10）岡田宗正, 松永尚文. 画像診断の key words. 画像診断. 2005；25：752-5.
11）上田達夫, 林宏光. 大動脈, 大動脈解離とその近縁疾患. 画像診断. 2010；30：52-60.
12）船曳知弘. 救急画像診断アトラス　内因性疾患編 vol.1. ベクトル・コア：2010. p.58-85.
13）船曳知弘. 救急画像診断アトラス　内因性疾患編 vol.2. ベクトル・コア：2010. p.46-69.
14）池添潤平, 村田喜代史・編著. 胸部の CT. メディカル・サイエンス・インターナショナル：1998. p.35-61.

腹部骨盤 CT

1) 医学大事典．南山堂．
2) 急性胆道炎の診療ガイドライン作成出版委員会・編．科学的根拠に基づく急性胆管炎・胆嚢炎の診療ガイドライン．2005．
3) 荒木力．ここまでわかる急性腹症の CT．メディカル・サイエンス・インターナショナル：2002．p76-82．
4) 急性膵炎診療ガイドライン 2010 改訂出版委員会・編．急性膵炎診療ガイドライン 2010．
5) 鈴木彩，他．一般内科外来における Fitz-Hugh-Curtis 症候群の検討．家庭医療．2005；11（2）：4-9．
6) Lane MJ, Liu DM, Huynh MD, et al. Suspected Acute Appendicitis: Nonenhanced CT in 300 Consecutive Patients. Radiology. 1999; 213(2): 341-6.
7) 高良博明，他．急性腹症の画像診断　婦人科疾患．画像診断．2008；28（12）：1344-54．
8) 三森天人，他．明日まで待てない画像診断　3　腹部・骨盤　女性骨盤　婦人科領域の MR 画像を中心に．画像診断．2001；21（11）：1220-30．．
9) Smith RC, Rosenfield AT, Choe KA, et al. Acute flank pain: comparison of non-contrast-enhanced CT and intravenous urography. Radiology. 1995; 194(3): 789-94.
10) Blake SP, McNicholas MM, Raptopoulos V. Nonopaque crystal deposition causing ureteric obstruction in patients with HIV undergoing indinavir therapy. AJR Am J Roentgenol. 1998; 171(3): 717-20.

腹部骨盤アンギオ

1) 市田隆雄，工藤弘明，細貝実，他．透視への液晶モニターの導入（透視用液晶モニターシステムの試作と臨床評価）．日 IVR 誌．2003；18(1)：55-8．
2) 市田隆雄，細貝実，横山貢治，他．IVR 室における新しいモニターの構築－ CRT から LCD への切り換え－．日放技誌．2004；60（9）：1308-15．
3) 市田隆雄，山田英司，細貝実．intra venous digital subtraction angiography（IVDSA）の血管造影術者における手技環境を改善するための補助台作製．日放技近畿部会誌．2006；11（3）：15-8．

4）市田隆雄，工藤弘明，細貝実，他．三位一体のIVR，最善のIVRのための私達の思考．日IVR誌．2001；16（4）：321-6．

5）市田隆雄．ステップアップ臨床セミナー，より良い技師業務をするために－血管撮影で活躍する手法－．日放技近畿部会誌．2008；14（2）：26-33．

6）John AK, Arthur CW. Angiographic Management of Homorrhage in Pelvic Fracture. In: Abrams HL editor. Abrams Angiography. Boston: Little, Brown and Conpany;1997. p.869-83.

7）隅崎達雄，川俣博志．骨盤外傷．平松京一，打田日出夫・編．IVR interventional radiology 放射線診断技術の治療的応用．金原出版：1994．p.241-9．

8）市田隆雄．教育講座．技師が書く技師のための読影講座，腹部血管撮影業務に役立つための"読影技術"．日放技学誌．2008；64（3）：363-75．

9）Hagiwara A, et al. The efficacy and limitations of transarterial embolization for severe hepatic injury. J Trauma.2002; 52(6): 1091-6.

10）Liu PP, et al. Use of splenic artery embolization as an adjunct to nonsurgical management of blunt splenic injury. J Trauma. 2004; 56(4): 768-73.

11）Hagiwara A, et al. The role of interventional radiology in the management of blunt renal injury. J Trauma. 2001; 51(3): 526-31.

12）Blankenship JC, et al. Importance of delayed imaging for blunt renal trauma. World J Sur. 2001; 25(12): 1561-4.

13）市田隆雄，横山貢治，小川隆由，他．IVRサポーティングシステム．Radiology Frontier．2001；4（3）：191-8．

14）Zuckerman DA, Bocchini TP, Birnbaum HE. Massive hemorrhage in the lower gastrointestinal tract in adults: diagnositic imaging and intervention. AJR Am J Roentgenol. 1993; 161(4): 703-11.

15）Okazaki M, Furui S, Higashihara H, et al. Emergent embolotherapy of small intenstine hemorrhage. Gastrointest Radiol. 1992; 17(3): 222-8.

16）Funaki B. Superselective embolization of lower gastrointestinal hemorrhage, a new paradigm. Abdom Imaging.2004; 29: 434-8.

17）Bergess AN, Evans PM. Lower Gastrointestinal Hemorrhage and Superselective Angiographic Embolization. ANZ J Surg. 2004; 74: 635-8.

18）Mathiuas K. Angiographic Management of Intenstial Ischemia Interventional

Radiology. Dondelinger RF, et al. eds. New York: Theime Medical Publishers; 1990. p.645-52.
19) 金田　巌. 非閉塞性腸管虚血への対処. 臨外. 1997；52（13）：1537.

■ 索　引 ■

数　字
3D-CTA ……………………… 77

欧　文

A
ABCDE アプローチ ……………… 53
ASIST － JAPAN ……………… 95

B
BPAS ………………………… 97

C
Chlamydia trachomatis ………… 161
closed loop …………………… 173
contre coup …………………… 59
CT Grade 分類 ………………… 160
CT perfusion ………………… 92

D
Deep vein thrombosis: DVT …… 128
depending opacity …………… 126
Dynamic study ……………… 177

F
Fisher 分類 …………………… 86
Fitz-Hugh-Curtis 症候群 ………… 161
foot first ……………………… 126

G
GCS …………………………… 51

H
High-attenuating crescent sign
 ……………………………… 130, 137
hyper dense crescent sign ……… 136
Hyper dense crescent sign ……… 130

I
IABP ………………………… 27

J
JCS …………………………… 51

P
primary survey ………………… 8
Pulmonary thromboembolism:
 PTE ………………………… 128

S
secondary survey ……………… 8
Stanford A 型大動脈解離
 （偽腔開存型） ……………… 136
Stanford A 型大動脈解離
 （偽腔閉塞型） ……………… 136
Stanford 分類 ………………… 147

T
TAE ………………… 196, 200, 202
tPA …………………………… 128
Triple-Rule-Out ……………… 132

X
X 線透過性結石 ………………… 168

和文

あ

悪性リンパ腫……………………… 118
足方向……………………………… 126

い

息止め……………………… 192, 194
意識障害…………………………… 73
意識レベル………………………… 51
異常ガス…………………………… 170
イレウス…………………………… 171
咽後膿瘍…………………………… 113

う

ウロキナーゼ……………………… 128

え

炎症反応…………………………… 154

お

折り返しアーチファクト………… 98

か

外傷診療ガイドライン JATEC … 103
顎下腺炎…………………………… 120
拡散強調画像……………………… 99
加重部高吸収域…………………… 126
カセッテ挿入……………………… 29
画像観察…………………………… 191
下腿骨側面撮影…………………… 39
合併症……………………………… 144
化膿性リンパ節炎………………… 115
下部消化管出血…………………… 202
患者モニタディスプレイ………… 3

き

機械的イレウス…………………… 171
気管支結核………………………… 139
気胸………………………………… 30
気道評価…………………………… 103
機能的イレウス…………………… 171
急性期……………………………… 89
急性期偽腔閉塞型大動脈解離…… 129
急性期脳梗塞……………………… 95
急性膵炎…………………… 154, 158
急性大動脈解離…………………… 129
急性胆嚢炎………………………… 154
急性虫垂炎………………… 162, 163
急性腸管虚血……………………… 206
急性腹症…………………………… 153
狭心症……………………………… 141
胸部 X 線撮影…………………… 43
胸部 X 線写真…………………… 11
胸部下行大動脈瘤切迫破裂……… 137

く

クエンチボタン…………………… 4
くも膜下出血……………………… 75

け

憩室炎……………………… 162, 164
頸椎 X 線写真…………………… 21
頸椎側面 X 線写真……………… 24
茎捻転……………………………… 182
頸部疾患…………………………… 105
頸部膿瘍…………………………… 113

214

血液データ	146	消化管穿孔	170
結核性リンパ節炎	116	上肢内転位	125
血管腫	122	上腹部アーチファクト	193
血胸	30	上腕骨側面撮影	39
血栓溶解療法	128	食道異物	111
血栓溶解療法	90, 92	ショック	52

こ / 初療撮影 9

高エネルギー外傷	50, 56	心筋梗塞	137, 141
高血圧性脳出血	71	心タンポナーデ	150
喉頭浮腫	113	心電図	145
絞扼性イレウス	171	心電図同期	132
骨盤X線写真	15		
骨盤骨折	18, 196, 197		

す

		頭痛	75
コントレ・クー	59	スポーツ外傷	60

さ / せ

刺傷	60	石灰沈着性頸長筋腱炎	123
左室短軸像	142	喘息	133

そ

左室長軸断層像	142	造影剤注入レート	189
撮影レート	189	造影剤貯留	110
サブトラクション処理	83	造影条件	191
3次元画像	61	総胆管結石	154, 157

し

		側臥位	125
支援画像	201	粟粒結核	139
耳下腺炎	119		

た

子宮外妊娠	181		
四肢2方向撮影	37	大腿骨側面X線撮影	38
視床出血	74	体動によるアーチファクト	195
重症度判定	159	唾石症	120
手関節側面撮影	40	多発脳動脈瘤	85

索引

単純性イレウス………………… 171

ち

腸管ガス動きのアーチファクト… 194
鎮痙剤……………………… 175

つ

椎骨動脈解離性動脈瘤…………… 121

て

テストインジェクション法……… 80
転移性リンパ節…………………… 117

と

頭頸部外傷………………… 58
頭部 X 線撮影 ………………… 36
動脈解離…………………… 100, 147

に

尿管結石…………………… 167, 168
尿管破裂…………………… 169

の

脳梗塞……………………… 89, 90

は

肺血栓塞栓症……………………… 134
バイタルサイン………………… 52
バックボード………………… 10, 54

ひ

被殻出血…………………… 74
膝関節側面撮影…………………… 38
肘関節側面撮影…………………… 40

ふ

腹部 X 線写真 ………………… 45
腹部臓器出血……………………… 200

へ

壁運動……………………… 143
扁桃周囲膿瘍……………………… 112

ほ

ポータブル撮影………………… 26
ボーラストラッキング法………… 80

め

メタルアーチファクト…………… 99

も

モーションアーチファクト……… 98

や

薬剤性肺炎……………………… 134

超実践マニュアル　救急撮影

価格はカバーに表示してあります

2011 年 9 月 30 日　第一版 第 1 刷 発行

監　修	VERSUS 研究会
編　集	小倉　明夫・本郷　隆治・石風呂　実・松原　馨・船橋　正夫 ⓒ
発行人	古屋敷　信一
発行所	株式会社 医療科学社

　　　〒 113-0033　東京都文京区本郷 3 - 11 - 9
　　　TEL 03 (3818) 9821　　FAX 03 (3818) 9371
　　　ホームページ　http://www.iryokagaku.co.jp
　　　郵便振替　00170-7-656570

ISBN978-4-86003-365-1　　　　　（乱丁・落丁はお取り替えいたします）

本書の複製権・翻訳権・上映権・譲渡権・公衆送信権（送信可能化権を含む）は（株）医療科学社が保有します。

JCOPY ＜(社)出版者著作権管理機構 委託出版物＞

本書の無断複写は著作権法上での例外を除き，禁じられています。複写される場合は，そのつど事前に (社) 出版者著作権管理機構（電話 03-3513-6969，FAX 03-3513-6979，e-mail: info@jcopy.or.jp）の許諾を得てください。

各分野のスペシャリストで構成される「VERSUS研究会」が
総力を結集する超実践シリーズ

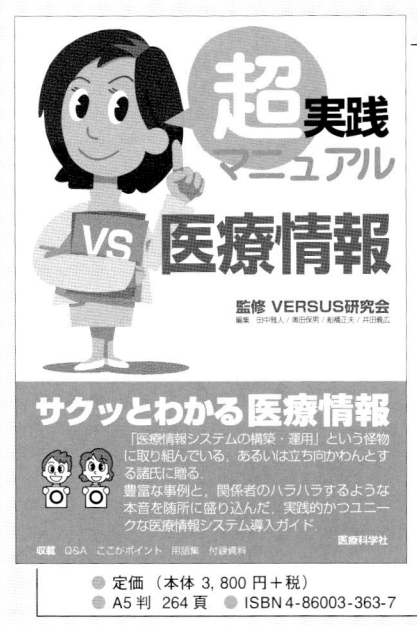

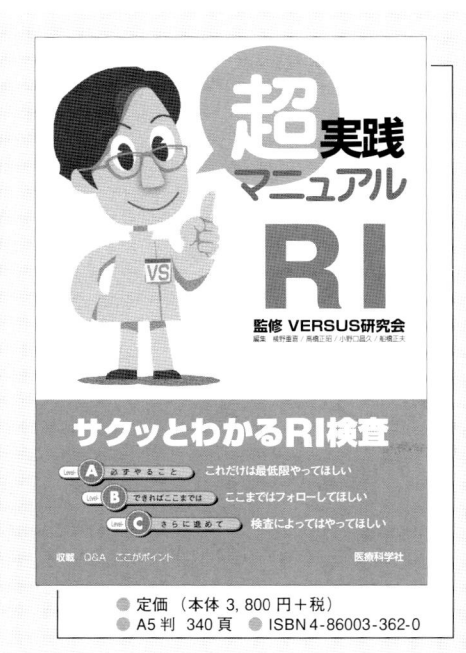

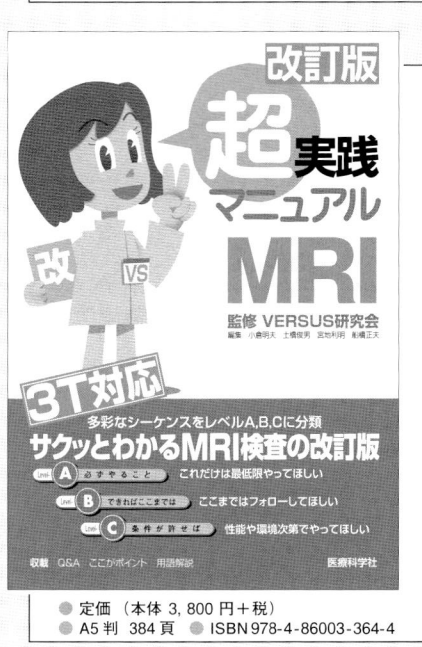

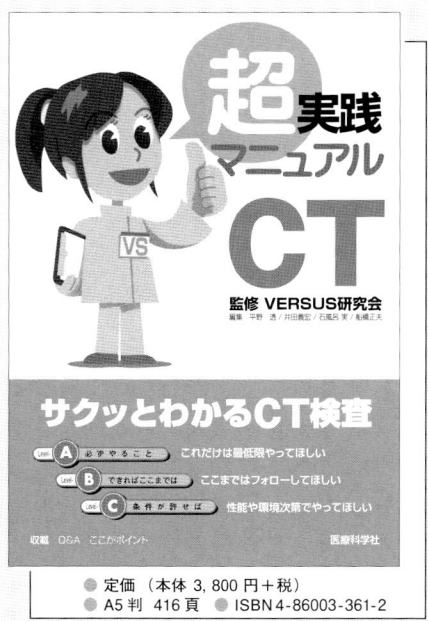

超実践マニュアル 医療情報
監修 VERSUS研究会
編集 田中雅人／栗田保男／船嶋正夫／井田義弘

サクッとわかる医療情報
「医療情報システムの構築・運用」という怪物に取り組んでいる、あるいは立ち向かわんとする諸氏に贈る。
豊富な事例と、関係者のハラハラするような本音を随所に盛り込んだ、実践的かつユニークな医療情報システム導入ガイド。

収載 Q&A ここがポイント 用語解説 付録資料
医療科学社

● 定価（本体 3,800 円＋税）
● A5判 264頁 ● ISBN 4-86003-363-7

超実践マニュアル RI
監修 VERSUS研究会
編集 嬉野重男／高橋正昭／小野口越久／船嶋正夫

サクッとわかるRI検査
- Level A 必ずやること　これだけは最低限やってほしい
- Level B できればここまでは　ここまではフォローしてほしい
- Level C さらに進めて　検査によってはやってほしい

収載 Q&A ここがポイント
医療科学社

● 定価（本体 3,800 円＋税）
● A5判 340頁 ● ISBN 4-86003-362-0

改訂版 超実践マニュアル MRI
3T対応
監修 VERSUS研究会
編集 小倉明夫／土橋俊男／宮地利明／船嶋正夫

多彩なシーケンスをレベルA, B, Cに分類
サクッとわかるMRI検査の改訂版
- Level A 必ずやること　これだけは最低限やってほしい
- Level B できればここまでは　ここまではフォローしてほしい
- Level C 条件が許せば　性能や環境次第でやってほしい

収載 Q&A ここがポイント 用語解説
医療科学社

● 定価（本体 3,800 円＋税）
● A5判 384頁 ● ISBN 978-4-86003-364-4

超実践マニュアル CT
監修 VERSUS研究会
編集 平野透／井田義宏／石風呂実／船嶋正夫

サクッとわかるCT検査
- Level A 必ずやること　これだけは最低限やってほしい
- Level B できればここまでは　ここまではフォローしてほしい
- Level C 条件が許せば　性能や環境次第でやってほしい

収載 Q&A ここがポイント
医療科学社

● 定価（本体 3,800 円＋税）
● A5判 416頁 ● ISBN 4-86003-361-2

医療科学社

〒113-0033 東京都文京区本郷3丁目11-9
TEL 03-3818-9821　FAX 03-3818-9371　郵便振替 00170-7-656570
ホームページ　http://www.iryokagaku.co.jp

本の内容はホームページでご覧いただけます
本書のお求めは　●もよりの書店にお申し込み下さい。
●弊社へ直接お申し込みの場合は、電話、FAX、ハガキ、ホームページの注文欄でお受けします（送料300円）。